国家卫生健康委员会"十四五"规划教材

全国中等卫生职业教育配套教材

供护理专业用

生理学基础

学习指导

主　编　程兆东　牟　敏

副主编　许穗平　赵淑琳　金少杰　王文庆

编　者（以姓氏笔画为序）

王文庆（衡水卫生学校）	邵艳美（山东省临沂卫生学校）
吕秉华（珠海市卫生学校）	岳　霞（大理护理职业学院）
刘　英（九江市卫生学校）	金少杰（安徽省阜阳卫生学校）
许穗平（东莞职业技术学院）	赵淑琳（吕梁市卫生学校）
牟　敏（山东省烟台护士学校）	徐晓霞（山东省烟台护士学校）
张　明（本溪市卫生学校）	程兆东（黑龙江省鹤岗卫生学校）

人民卫生出版社

·北　京·

图书在版编目（CIP）数据

生理学基础学习指导 / 程兆东，牟敏主编. —北京：人民卫生出版社，2023.7（2024.9重印）

ISBN 978-7-117-35060-0

Ⅰ.①生… Ⅱ.①程…②牟… Ⅲ.①人体生理学—医学院校—教学参考资料 Ⅳ.①R33

中国国家版本馆 CIP 数据核字（2023）第 128815 号

人卫智网	www.ipmph.com	医学教育、学术、考试、健康，购书智慧智能综合服务平台
人卫官网	www.pmph.com	人卫官方资讯发布平台

生理学基础学习指导

Shenglixue Jichu Xuexi Zhidao

主　　编：程兆东　牟　敏
出版发行：人民卫生出版社（中继线 010-59780011）
地　　址：北京市朝阳区潘家园南里 19 号
邮　　编：100021
E - mail：pmph @ pmph.com
购书热线：010-59787592　010-59787584　010-65264830
印　　刷：天津市银博印刷集团有限公司
经　　销：新华书店
开　　本：787×1092　1/16　印张：12
字　　数：221 千字
版　　次：2023 年 7 月第 1 版
印　　次：2024 年 9 月第 6 次印刷
标准书号：ISBN 978-7-117-35060-0
定　　价：36.00 元

打击盗版举报电话：010-59787491　E-mail：WQ @ pmph.com
质量问题联系电话：010-59787234　E-mail：zhiliang @ pmph.com
数字融合服务电话：4001118166　E-mail：zengzhi @ pmph.com

前　言

生理学基础是中等卫生职业教育一门重要的医学基础课程,内容繁杂,需要理解和记忆的知识点多。为了帮助学生加深对生理学基础知识的理解、掌握和运用,提高学习效果,我们以全国中等卫生职业教育教材《生理学基础》(第 4 版)为蓝本,编写了本配套教材。

本配套教材编写内容由常考知识点、知识要点、同步练习和答案及解析四个板块构成。在注重"三基、五性、三特定""四贴近"的基础上,力求创新,充分体现专业特色、满足专业需求,以实现职业教育的目标要求。

1. 常考知识点　以课程教学大纲为依据,结合教材的知识点及国家对护士执业资格考试的要求,遵照"必需、够用"的原则设定,并对考点进行归纳整理,力求做到清晰、明确。

2. 知识要点　在编写过程中,我们力求突出重点,尽可能将教材中的知识系统化、条理化,帮助学生构建牢固的知识体系,并对教材中大部分重点、复杂的内容进行了归纳总结,便于学生理解与记忆。

3. 同步练习　为更好地使学生适应护士执业资格考试的题型,本配套教材的题型为选择题(A1、A2、A3/A4 型题)。出题主要依据各章节学习目标掌握和熟悉内容,以考点为基础,突出实用性,将护士执业资格考试的重点内容及临床护理中涉及的知识,编写成选择题,便于学生掌握知识、灵活运用知识,有助于学生通过考试。

4. 答案及解析　本配套教材为避免内容的重复,故答案及解析只提供 A2、A3/A4 型题的解析供学生参考。

虽然编写组成员中的各位专家具有丰富的生理学教学经验,但是鉴于编者学术水平所限和紧张的编写时间,本配套教材难免有不足之处,敬请各位专家、同仁及同学们批评指正。

程兆东　牟　敏

2023 年 2 月

目　录

第一章 | 绪　论

【常考知识点】

　　本章常考的知识点：①兴奋性、阈值、内环境、稳态的概念；②生命活动的基本特征；③内环境稳态的生理意义；④人体生理活动的调节及特点；⑤反馈的类型及意义。

第一节　生理学简介

【知识要点】

　　1. 生理学的研究内容

　　（1）生理学是研究机体生命活动现象及规律的科学。

　　（2）生理学的研究内容就是研究正常状态下，机体各器官系统功能活动的现象、过程、机制、影响因素、调节及其在整体活动中的意义，从而认识和掌握生命活动的规律，为防病治病、增进健康提供科学的理论依据。

　　2. 生理学的研究方法

　　（1）动物实验是生理学研究的基本方法。动物实验通常分为急性实验和慢性实验两类。

　　（2）生理学须要从器官和系统水平、细胞和分子水平以及整体水平进行研究，这三个研究水平之间是相互联系、相互影响、相互协调的。

【同步练习】

A1 型题

1. 下列关于生理学的叙述**错误**的是

A. 研究不能脱离整体水平　　　　　B. 是一门实验性科学

C. 是一门基础理论课程　　　　　　D. 研究机体各组成部分的功能

E. 研究水平只有器官水平、细胞水平和分子水平

2. 人体生理学是研究什么的科学

A. 人体与环境　　　　　　　　　　B. 正常人体功能活动的规律

C. 物质和能量代谢　　　　　　　　D. 新陈代谢活动

E. 内环境

第二节　生命活动的基本特征

【知识要点】

生命活动的基本特征包括新陈代谢、兴奋性和生殖等。

1. 新陈代谢

（1）概念：是指机体与周围环境之间不断进行物质交换和能量交换，以实现自我更新的过程。

（2）两个过程：同化作用（合成代谢）和异化作用（分解代谢）。同时，新陈代谢的过程中包含物质代谢和能量代谢两个方面。

（3）新陈代谢是生命活动最基本的特征，新陈代谢一旦停止，生命即宣告结束。

2. 兴奋性

（1）兴奋性：是指机体或组织对刺激发生反应的能力或特性。

（2）刺激

1）概念：能被机体或组织感受到的内外环境变化。

2）按性质分类：①物理性刺激；②化学性刺激；③生物性刺激；④社会心理性刺激。

（3）反应

1）概念：机体或组织接受刺激后所发生的一切变化。

2）形式：兴奋和抑制。

3）引起反应必须具备三个条件：①足够的刺激强度；②足够的刺激作用时间；③一定的强度－时间变化率。

（4）阈强度

1）概念：引起组织发生反应的最小刺激强度，简称为阈值。

2）阈强度与兴奋性的关系：阈值是衡量组织兴奋性高低的指标；它与兴奋性成反变关系，即阈值越大兴奋性越低，阈值越小兴奋性越高。

（5）强度等于阈值的刺激称为阈刺激；强度小于阈值的刺激称为阈下刺激；强度大于阈值的刺激称为阈上刺激。

（6）可兴奋组织：生理学中，把接受刺激后能迅速产生某种特定生理反应的组织称为可兴奋组织。如神经组织、肌组织、腺组织等。

3. 生殖　机体发育成熟后，能够产生与自己相似的子代个体的过程。

【同步练习】

A1 型题

1. 新陈代谢过程包括
    A. 合成代谢
    B. 能量代谢
    C. 异化作用
    D. 物质代谢
    E. 同化作用和异化作用

2. 衡量组织兴奋性高低的指标是
    A. 阈电位
    B. 阈刺激
    C. 阈强度
    D. 阈上刺激
    E. 动作电位

3. 下列哪项一旦停止生命随之结束
    A. 新陈代谢
    B. 兴奋性
    C. 生殖
    D. 兴奋
    E. 神经调节

4. 机体或组织对刺激发生反应的能力称为
    A. 反射
    B. 兴奋性
    C. 抑制
    D. 稳态
    E. 兴奋

5. 下列说法正确的是
    A. 阈上刺激不能引起组织发生反应
    B. 所有的刺激都能引起组织发生反应
    C. 阈下刺激能引起组织发生反应
    D. 反应有兴奋和抑制两种形式

E. 阈值越大说明兴奋性越高

6. 下列**不是**可兴奋组织的是

A. 腺上皮组织   B. 骨骼肌组织

C. 脂肪组织   D. 神经组织

E. 心肌组织

7. 组织兴奋性与阈值的关系，正确的是

A. 阈值越小，兴奋性越高   B. 阈值越小，兴奋性越低

C. 阈值越大，兴奋性越高   D. 阈值越大，兴奋性消失

E. 兴奋性与阈值成正变关系

8. 刺激发生时，机体或细胞所能感受到的变化是

A. 体液   B. 血液

C. 内环境   D. 外环境

E. 内、外环境

9. 下列属于生物性刺激的是

A. 盐酸   B. 药物

C. 幽门螺杆菌   D. 紫外线

E. 金榜题名

A2 型题

10. 护士为患者进行肌内注射时应遵循"两快一慢"的原则，即进针快、出针快、推药慢。护士遵循"两快"的原因是

A. 增加刺激强度   B. 减小刺激强度

C. 延长刺激持续时间   D. 缩短刺激持续时间

E. 减小强度－时间变化率

第三节   人体的环境与稳态

【知识要点】

1. 人体的环境

（1）外环境：生理学将人体生存的外界环境称为外环境。

（2）内环境：体内细胞直接接触并赖以生存的环境，即细胞外液。

（3）体液：人体内的液体总称为体液（图1-1）。

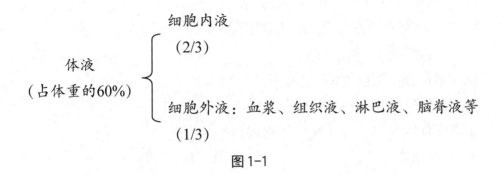

$$
体液 \atop (占体重的60\%)
\begin{cases}
细胞内液 \\
\quad (2/3) \\[1em]
细胞外液：血浆、组织液、淋巴液、脑脊液等 \\
\quad (1/3)
\end{cases}
$$

图1-1

2. 稳态

（1）概念：生理状态下，内环境各种理化因素（如温度、渗透压、酸碱度及各种化学成分的浓度等）维持相对稳定的状态，称为内环境的稳态。

（2）生理意义：内环境稳态是一种动态平衡，人体的生命活动是在稳态这种平衡不断被打破和不断恢复中得以维持的。一旦内环境的理化因素发生重大或急骤变化，超过机体调节与维持稳态的能力，则机体正常的功能活动会受到严重影响，引起疾病，甚至危及生命。因此，维持稳态是保证机体正常生命活动的必要条件。

【同步练习】

A1 型题

1. 正常成人体液重量占体重的比例约为

 A. 20%   B. 35%

 C. 40%   D. 60%

 E. 75%

2. 下列**不属于**内环境范畴的是

 A. 血浆   B. 细胞内液

 C. 组织液   D. 淋巴液

 E. 脑脊液

3. 内环境是体内细胞直接生存的环境，即

 A. 血液   B. 唾液

 C. 胃液   D. 细胞内液

 E. 细胞外液

4. 关于稳态的叙述，**不正确**的是

    A. 它是机体维持生命活动的必要条件

    B. 内环境各种理化因素维持相对稳定的状态

    C. 主要依靠负反馈维持

    D. 内环境的理化性质固定不变

    E. 内环境稳态不断地被破坏或打乱

5. 正常人体内环境的理化特性经常保持的状态是

    A. 相对恒定　　　　　　　　B. 随机多变

    C. 固定不变　　　　　　　　D. 绝对平衡

    E. 稳定不变

6. 正常成人体液中占总量比例最高的部分是

    A. 细胞内液　　　　　　　　B. 细胞外液

    C. 组织间液　　　　　　　　D. 血浆

    E. 淋巴液

第四节　人体生理活动的调节

【知识要点】

人体生理活动的调节方式主要有三种，即神经调节、体液调节和自身调节。

1. 神经调节

（1）概念：通过神经系统的活动对人体功能进行的调节，称为神经调节。

（2）神经调节基本方式：反射。

（3）反射活动的结构基础：反射弧。

（4）反射弧的组成：感受器、传入神经、神经中枢、传出神经和效应器五个部分。每一种反射的完成，都有赖于反射弧结构和功能的完整。反射弧任何一个部分被破坏，都将导致相应的反射活动消失。

（5）反射的类型：按其形成过程可分为非条件反射和条件反射（表1-1）。

（6）神经调节的特点：迅速、短暂、精确。

2. 体液调节

（1）概念：是指体液中的化学物质通过体液途径对机体功能进行的调节。

表 1-1 非条件反射和条件反射的比较

项目	非条件反射	条件反射
形成	与生俱来、遗传决定	建立在非条件反射基础上，后天学习获得
举例	吸吮反射、屈肌反射	望梅止渴、谈虎色变
神经联系	反射弧固定	反射弧不固定、易变
中枢	皮质下中枢就能完成	大脑皮质参与才能完成
意义	数量有限、适应性弱	数量无限、适应性强

（2）特点：缓慢、持久、广泛。

3. 自身调节

（1）概念：体内某些组织细胞不依赖于神经和体液因素的作用，自身对刺激产生的一种适应性反应。

（2）特点：调节范围局限，幅度较小，灵敏度较低。

4. 反馈 由受控部分发出信息反过来影响控制部分活动的过程。

（1）负反馈

1）概念：反馈信息与控制信息作用相反的反馈称为负反馈。

2）生理意义：负反馈在维持机体各种生理功能的相对稳定以及内环境的稳态方面起着重要作用。

（2）正反馈

1）概念：反馈信息与控制信息作用相同的反馈称为正反馈。

2）生理意义：正反馈的意义在于某些生理活动一旦发动，便促使其不断加强，直至完成。

3）常见正反馈：排尿、排便、分娩、血液凝固。

【同步练习】

A1 型题

1. 神经调节的基本方式是

    A. 反射弧   B. 负反馈

    C. 反射   D. 正反馈

    E. 反应

2. 下列对条件反射描述，正确的是
    A. 先天获得
    B. 机体适应力有限
    C. 反射弧不易变
    D. 个体通过后天学习获得
    E. 吮吸反射是条件反射

3. 关于体液调节的叙述，正确的是
    A. 都是通过血液循环起作用
    B. 作用时间短暂
    C. 作用部位精确
    D. 参与体液调节的化学物质包括激素、细胞代谢产物等
    E. 反应迅速

4. 下列生理过程中，属于负反馈机制的是
    A. 排尿反射   B. 分娩
    C. 压力感受性反射   D. 排便反射
    E. 血液凝固

5. 反射活动的结构基础是
    A. 中枢神经   B. 效应器
    C. 感受器   D. 反射弧
    E. 神经纤维

6. "一朝被蛇咬，十年怕井绳"属于
    A. 体液调节   B. 非条件反射
    C. 条件反射   D. 自身调节
    E. 正反馈

7. 神经调节的特点包括
    A. 缓慢、准确   B. 调节范围局限
    C. 灵敏度较低   D. 迅速、短暂、精确
    E. 缓慢、持久、广泛

8. 维持内环境稳态主要依赖于
    A. 神经调节   B. 体液调节
    C. 自身调节   D. 负反馈
    E. 正反馈

9. 下列生理过程中,属于正反馈的是
    A. 排尿反射　　　　　　　　　B. 血糖浓度的调节
    C. 压力感受性反射　　　　　　D. 体温调节
    E. 内环境的稳态
10. 具有缓慢、持久、广泛特点的调节方式是
    A. 神经调节　　　　　　　　　B. 体液调节
    C. 自身调节　　　　　　　　　D. 正反馈
    E. 前馈

A2 型题

11. 患者,女,58 岁。因脑出血入院,查体右侧肢体瘫痪、感觉障碍。护士对其宣教关于反射弧的组成,以下说法正确的是
    A. 反射弧由感受器、传入神经、中枢、传出神经和效应器组成
    B. 反射弧由传入神经、中枢、传出神经组成
    C. 反射弧由感受器、中枢和效应器组成
    D. 反射弧由感受器、传入神经、中枢和传出神经组成
    E. 反射弧由效应器、传入神经、中枢和传出神经组成

答案及解析

第一节　生理学简介

1. E　　2. B

第二节　生命活动的基本特征

1. E　　2. C　　3. A　　4. B　　5. D　　6. C　　7. A　　8. E　　9. C

10. D

10. 正确答案:D

解析:任何刺激要引起机体或组织发生反应必须具备三个条件:①足够的刺激强度;②足够的刺激作用时间;③一定的强度－时间变化率。"进针快、出针快"缩短了刺激作用时间,由此可减轻组织的反应。

第三节　人体的环境与稳态

1. D　　2. B　　3. E　　4. D　　5. A　　6. A

第四节　人体生理活动的调节

1. C　　2. D　　3. D　　4. C　　5. D　　6. C　　7. D　　8. D　　9. A

10. B　　11. A

11. 正确答案：A

解析：反射活动的结构基础是反射弧。反射弧由感受器、传入神经、中枢、传出神经和效应器五个部分组成。

（徐晓霞　牟　敏）

第二章 | 细胞的基本功能

【常考知识点】

本章常考的知识点：①细胞膜物质转运的方式、物质及特点；②静息电位、动作电位的概念及其产生机制；③动作电位的引起和传导；④神经肌肉接头处兴奋的传递过程；⑤骨骼肌兴奋–收缩偶联的结构基础及关键物质。

第一节　细胞膜的基本功能

【知识要点】

1. 细胞膜的物质转运功能　其转运方式及特点见表 2-1。

表 2-1　细胞膜的物质转运方式及特点

转运方式		特点	转运物质
单纯扩散		直接进行、顺浓度差转运、不耗能	O_2、CO_2 等
易化扩散	通道转运	通道帮助、顺浓度差转运、不耗能	Na^+、K^+ 等
	载体转运	载体帮助、顺浓度差转运、不耗能	葡萄糖、氨基酸
主动转运		离子泵参与、逆浓度差、耗能	Na^+、K^+ 等
出胞和入胞		变形运动、耗能	大分子、团块物质

载体易化扩散特点：特异性，饱和性，竞争性抑制。参与主动转运的膜蛋白，称为泵蛋白（简称为泵）。钠泵（也称为钠–钾泵），实际上是钠–钾依赖式三磷酸腺苷（ATP）酶。钠泵工作，保持了细胞内高 K^+ 和细胞外高 Na^+ 的不均衡离子分布，对维持细胞正常兴奋性具有重要的意义。激素分泌、神经递质释放都是通过出胞作用完

成的。粒细胞吞噬细菌的过程是通过入胞作用完成的。出胞和入胞过程都须要消耗能量。

2. 受体

（1）概念：受体是指存在于细胞膜上或细胞内，能识别并与某种化学物质特异性结合，引起细胞产生特定生理效应的特殊蛋白质。

（2）特征：①特异性；②饱和性；③可逆性。

【同步练习】

A1 型题

1. 下列**不属于**物质跨膜转运形式的是
   A. 单纯扩散　　　　　　　　　　B. 易化扩散
   C. 双向扩散　　　　　　　　　　D. 主动转运
   E. 出胞和入胞

2. 参与细胞易化扩散的蛋白质是
   A. 受体蛋白　　　　　　　　　　B. 泵蛋白
   C. 载体蛋白　　　　　　　　　　D. 表在蛋白
   E. 载体蛋白和通道蛋白

3. 人体内 O_2、CO_2 进出细胞膜是通过
   A. 单纯扩散　　　　　　　　　　B. 载体易化扩散
   C. 通道易化扩散　　　　　　　　D. 主动转运
   E. 入胞

4. Na^+ 跨细胞膜逆浓度梯度的转运方式是
   A. 单纯扩散　　　　　　　　　　B. 易化扩散
   C. 主动转运　　　　　　　　　　D. 载体协助
   E. 离子泵转运

5. 安静时细胞膜内 K^+ 向膜外顺浓度差移动是通过
   A. 单纯扩散　　　　　　　　　　B. 经通道易化扩散
   C. 出胞　　　　　　　　　　　　D. 经载体易化扩散
   E. 入胞

6. 属于经载体易化扩散的特点的是
   A. 双向传导　　　　　　　　　　B. 全或无现象

C. 饱和现象　　　　　　　　　　　　D. 绝缘性

E. 易疲劳性

7. Na$^+$泵就其化学本质来说，它实际上是

A. 受体　　　　　　　　　　　　　B. 配体

C. 糖蛋白　　　　　　　　　　　　D. Na$^+$-K$^+$依赖式ATP酶

E. 肾上腺素

8. 主动转运的物质是

A. 病毒　　　　　　　　　　　　　B. 细菌

C. O$_2$　　　　　　　　　　　　　D. CO$_2$

E. 离子和小分子物质

9. 细胞膜内外正常Na$^+$和K$^+$浓度差的形成和维持是由于

A. 膜在安静时对K$^+$通透性大

B. 膜在安静时对Na$^+$通透性大

C. Na$^+$、K$^+$易化扩散的结果

D. 膜上Na$^+$-K$^+$泵的作用

E. 膜兴奋时对Na$^+$通透性增加

10. 细胞膜通过本身的耗能，在蛋白质的帮助下，使物质由膜的低浓度一侧向高浓度一侧转运的过程，称为

A. 单纯扩散　　　　　　　　　　　B. 通道易化扩散

C. 载体易化扩散　　　　　　　　　D. 主动转运

E. 出胞和入胞作用

11. 神经末梢释放神经递质的方式是

A. 单纯扩散　　　　　　　　　　　B. 通道易化扩散

C. 载体易化扩散　　　　　　　　　D. 主动转运

E. 出胞作用

12. 中性粒细胞吞噬细菌的机制是

A. 单纯扩散　　　　　　　　　　　B. 易化扩散

C. 主动转运　　　　　　　　　　　D. 出胞作用

E. 入胞作用

13. 关于易化扩散的描述**错误**的是

A. 包括载体易化扩散和通道易化扩散

B. 顺浓度差转运

C. 需要蛋白质帮助

D. 不消耗细胞本身代谢的能量

E. 消耗细胞本身代谢的能量

14. 关于入胞的描述**错误**的是

　A. 大分子物质或团块进入细胞的过程

　B. 小分子物质进入细胞的过程

　C. 须要消耗能量

　D. 固体物质的入胞过程称为吞噬

　E. 液态物质的入胞过程称为吞饮

15. 关于单纯扩散的描述正确的是

　A. 脂溶性小分子物质能通过　　　　B. 大分子或团块物质能通过

　C. 需要蛋白质帮助　　　　　　　　D. 消耗细胞代谢的能量

　E. 逆浓度差

16. 单纯扩散和易化扩散的共同特点是

　A. 在膜上钠泵帮助　　　　　　　　B. 顺浓度差转运

　C. 逆浓度差转运　　　　　　　　　D. 载体数目无限

　E. 逆电位差转运

第二节　细胞的生物电现象

【知识要点】

　　细胞在安静状态下或在接受刺激后所有与电有关的现象称为生物电现象。两种表现形式：①静息电位；②动作电位。

　1. 静息电位

　（1）概念：静息电位是指细胞在安静状态下，存在于细胞膜两侧的电位差。

　（2）产生机制：K^+外流所形成的电－化学平衡电位，又称为K^+平衡电位。

　（3）产生前提：①细胞内的K^+浓度约高于细胞膜外的K^+浓度30倍；②安静状态下细胞膜对K^+的通透性大。

　2. 动作电位

　（1）概念：细胞受刺激产生兴奋时，在静息电位的基础上发生一次快速的、可扩布性的膜电位变化。动作电位是细胞兴奋的标志。

（2）产生机制：上升支主要是由 Na^+ 大量、快速内流；下降支主要是由 K^+ 大量、快速外流。

（3）产生条件：细胞受到阈刺激或阈上刺激，使静息电位去极化达到阈电位爆发动作电位。阈电位是能够引起细胞膜上钠通道突然大量开放的临界膜电位。

（4）传导机制：局部电流。在神经纤维上传导的动作电位又称为神经冲动。

3. 不同反应形式的生物电变化

（1）极化：细胞在安静状态下，膜外带正电、膜内带负电的状态称为极化。

（2）超极化：膜两侧电位差增大（如从 -70mV 到 -80mV），称为超极化。

（3）去极化：膜两侧电位差减小（如从 -70mV 到 -60mV），称为去极化。

（4）反极化：膜两侧极化反转，由外正内负变为外负内正，称为反极化。

（5）复极化：细胞发生去极化后，再向静息电位方向恢复的过程称为复极化。

【同步练习】

A1 型题

1. 细胞在安静状态下，存在于细胞膜两侧的电位差是
    A. 静息电位
    B. 动作电位
    C. 局部电位
    D. 阈电位
    E. 兴奋性

2. 以神经和肌细胞为例，正常时膜内 K^+ 浓度约为膜外浓度的
    A. 12 倍
    B. 30 倍
    C. 50 倍
    D. 70 倍
    E. 90 倍

3. 静息电位产生的机制是
    A. Na^+ 内流
    B. K^+ 外流
    C. Ca^{2+} 内流
    D. Cl^- 内流
    E. K^+ 内流

4. 安静时，细胞膜对于下述离子中通透性最大的是
    A. A^-
    B. K^+
    C. Na^+
    D. Ca^{2+}
    E. Cl^-

5. 关于神经细胞的静息电位，下述**错误**的是
   A. 它是膜外为正、膜内为负的电位
   B. 接近于钾离子的平衡电位
   C. 在不同的细胞，其大小可以不同
   D. 它是相对稳定的电位
   E. 相当于钠离子的平衡电位

6. 细胞膜内电位负值（绝对值）增大，称为
   A. 极化   B. 去极化
   C. 反极化   D. 复极化
   E. 超极化

7. 细胞在安静状态下，膜外为正电位、膜内为负电位的状态，称为
   A. 极化   B. 超极化
   C. 反极化   D. 复极化
   E. 去极化

8. 当细胞接受刺激时，在静息电位基础上产生的快速的可扩布的电位变化是
   A. 静息电位   B. 动作电位
   C. 局部电位   D. 阈电位
   E. 兴奋性

9. 动作电位产生的基本条件是使跨膜电位去极化达到
   A. 阈电位   B. 锋电位
   C. 负后电位   D. 正后电位
   E. 局部电位

10. 可兴奋组织产生兴奋的共同标志是
    A. 肌肉收缩   B. 腺体分泌
    C. 神经冲动   D. 动作电位
    E. 局部电位

11. 细胞内的静息电位负值减小（绝对值），称为
    A. 极化   B. 超极化
    C. 复极化   D. 反极化
    E. 去极化

12. 阈电位是指
    A. 细胞膜对 K^+ 通透性开始减小的临界膜电位

B. 细胞膜对 Na^+ 通透性开始减小的临界膜电位

C. 细胞膜对 K^+ 通透性突然增大的临界膜电位

D. 细胞膜对 Na^+ 通透性突然增大的临界膜电位

E. 细胞膜对 Na^+、K^+ 通透性突然增大的临界膜电位

13. 神经细胞动作电位下降支的形成是由于

A. K^+ 快速内流　　　　　　　　B. K^+ 快速外流

C. Cl^- 快速外流　　　　　　　　D. Na^+ 快速外流

E. Na^+ 快速内流

14. 下列关于动作电位的叙述,正确的是

A. 不受细胞外 K^+ 浓度的影响

B. 不受细胞外 Na^+ 浓度的影响

C. 与静息电位无关

D. 动作电位可以通过局部电流传导

E. 与 Na^+ 通道的状态无关

15. 下列关于神经细胞动作电位的描述,正确的是

A. 当刺激强度小于阈值时,出现低幅度的动作电位

B. 当刺激强度达到阈值时,再增加刺激强度,则动作电位的幅度随之增大

C. 动作电位一旦产生,可沿细胞膜向周围传播

D. 动作电位的大小随着传导距离的增加而变小

E. 不同的可兴奋细胞动作电位的幅度一定相同

16. 神经细胞动作电位上升支的形成是由于

A. K^+ 快速内流　　　　　　　　B. K^+ 快速外流

C. Cl^- 快速外流　　　　　　　　D. Na^+ 快速外流

E. Na^+ 快速内流

17. 生理状态下,引起动作电位的刺激必须是

A. 物理刺激　　　　　　　　　　B. 化学刺激

C. 电刺激　　　　　　　　　　　D. 阈下刺激

E. 阈刺激或阈上刺激

18. 动作电位在神经纤维传导称为

A. 锋电位　　　　　　　　　　　B. 去极化波

C. 兴奋波　　　　　　　　　　　D. 复极化波

E. 神经冲动

第三节　肌细胞的收缩功能

【知识要点】

1. 神经肌肉接头的结构　神经肌肉接头的组成：接头前膜、接头间隙、接头后膜。接头前膜内的囊泡含有神经递质乙酰胆碱（ACh）。接头后膜上存在胆碱受体及分解乙酰胆碱的胆碱酯酶。

2. 神经肌肉接头处兴奋的传递过程　动作电位传到神经末梢时→ Ca^{2+} 通道开放→细胞外液 Ca^{2+} 流入接头前膜内→乙酰胆碱释放→与接头后膜上受体结合→产生终板电位→达到阈电位→产生动作电位→向整个肌膜传导。

3. 肌细胞的收缩机制　肌质中 Ca^{2+} 浓度↑→肌钙蛋白与 Ca^{2+} 结合→肌钙蛋白分子构象改变→原肌球蛋白移位→横桥与肌动蛋白结合→横桥摆动→细肌丝向粗肌丝滑行→肌节缩短→肌细胞收缩。肌质中 Ca^{2+} 浓度↓→肌钙蛋白与 Ca^{2+} 分离→原肌球蛋白回位→横桥与肌动蛋白脱离→细肌丝滑出→肌细胞舒张。

4. 骨骼肌的兴奋 – 收缩耦联　肌膜上的动作电位→三联管→终池膜上 Ca^{2+} 通道开放→肌质中 Ca^{2+} 浓度↑→肌丝滑行→肌细胞收缩。肌细胞的电兴奋与机械性收缩耦联起来的中介过程称为兴奋 – 收缩耦联。三联管是兴奋 – 收缩耦联的结构基础，Ca^{2+} 是兴奋 – 收缩耦联的关键物质。

5. 肌细胞的收缩形式

（1）等长收缩和等张收缩：张力增加而长度不变，称为等长收缩；长度缩短而张力不增加，称为等张收缩。

（2）单收缩和强直收缩：受到一次有效刺激，产生一次收缩和舒张，称为单收缩。肌肉受到连续刺激时可出现持续的收缩状态，称为强直收缩。正常情况下，人体内骨骼肌的收缩都属于完全强直收缩，因为躯体运动神经传来的冲动频率总是连续的。

【同步练习】

A1 型题

1. 骨骼肌收缩和舒张的基本功能单位是

    A. 肌原纤维　　　　　　　　　　　B. 细肌丝

C. 肌细胞   D. 粗肌丝

E. 肌节

2. 安静时阻碍横桥与肌动蛋白结合位点结合的物质是

 A. 肌钙蛋白   B. 肌球蛋白

 C. 肌动蛋白   D. 钙调蛋白

 E. 原肌球蛋白

3. 下列关于肌细胞的收缩机制说法正确的是

 A. 细肌丝变短引起收缩

 B. 粗肌丝变短引起收缩

 C. 细肌丝、粗肌丝都变短引起收缩

 D. 细肌丝向粗肌丝滑行肌节缩短引起收缩

 E. 细肌丝变长引起舒张

4. 肌细胞中的三联管结构指的是

 A. 每个横管及其两侧的肌节   B. 每个横管及其两侧的终池

 C. 横管、纵管和肌质网   D. 每个纵管及其两侧的横管

 E. 每个纵管及其两侧的肌节

5. 当神经冲动到达运动神经末梢时，可引起接头前膜的

 A. K^+ 通道开放   B. Na^+ 通道开放

 C. Ca^{2+} 通道开放   D. Cl^- 通道开放

 E. Cl^- 通道关闭

6. 关于骨骼肌收缩机制的叙述，下列**错误**的是

 A. 引起兴奋－收缩耦联的离子是 Ca^{2+}

 B. 细肌丝向粗肌丝滑行

 C. Ca^{2+} 与横桥结合

 D. 横桥与肌动蛋白结合

 E. 肌节缩短

7. 骨骼肌兴奋－收缩耦联的结构基础是

 A. 肌节   B. 横管

 C. 三联体   D. 运动终板

 E. 纵管

8. 在骨骼肌兴奋－收缩耦联过程中起关键作用的离子是

 A. Na^+ B. K^+

C. Cl^- D. Ca^{2+}

E. Mg^{2+}

9. 正常情况下, 人体内骨骼肌的收缩形式属于

    A. 完全强直收缩   B. 单收缩

    C. 等张收缩   D. 等长收缩

    E. 缓慢收缩

10. 后一个刺激落在前一个刺激引起收缩的舒张期内, 引起的强直收缩称为

    A. 等长收缩   B. 等张收缩

    C. 单收缩   D. 不完全强直收缩

    E. 完全强直收缩

A2 型题

11. 学生, 男, 16 岁, 生理实验课上匀速竖直提起重约 10kg 的水桶。该学生上肢的肌肉发生的收缩形式为

    A. 单收缩   B. 强直收缩

    C. 等长收缩   D. 等张收缩

    E. 不完全强直收缩

12. 学生, 女, 16 岁, 生理实验课上试图竖直提起重约 50kg 的水桶, 但用尽力气也没提动。在提水桶的过程中, 该学生上肢的肌肉发生的收缩形式为

    A. 单收缩   B. 强直收缩

    C. 等长收缩   D. 等张收缩

    E. 不完全强直收缩

答案及解析

第一节　细胞膜的基本功能

1. C   2. E   3. A   4. C   5. B   6. C   7. D   8. E   9. D

10. D   11. E   12. E   13. E   14. B   15. A   16. B

第二节　细胞的生物电现象

1. A   2. B   3. B   4. B   5. E   6. E   7. A   8. B   9. A

10. D   11. E   12. D   13. B   14. D   15. C   16. E   17. E   18. E

第三节　肌细胞的收缩功能

1. E   2. E   3. A   4. B   5. C   6. C   7. C   8. D   9. A

10. D   11. D   12. C

11. 正确答案：D

解析：当肌肉张力增加到超过负荷时，则表现出长度缩短而张力不再增加，称为等张收缩。

12. 正确答案：C

解析：在有负荷的情况下，肌肉开始收缩时，首先表现是张力增加而长度不变，称为等长收缩。

（金少杰）

第三章 | 血 液

【常考知识点】

本章常考的知识点：①血液的组成及理化特性；②血浆、血浆渗透压的组成及其生理作用；③各类血细胞的正常值和主要功能；④临床常见的贫血类型及原因；⑤血液凝固的基本步骤；⑥加快或延缓血液凝固的方法；⑦纤维蛋白溶解的意义；⑧ABO血型的分型依据；⑨Rh血型及临床意义；⑩交叉配血试验及输血的原则。

第一节　血液的组成和理化特性

【知识要点】

1. 血液的组成

（1）血液组成：血浆、血细胞。

（2）血细胞：红细胞、白细胞、血小板。

（3）血细胞比容

1）概念：血细胞在血液中所占的容积百分比。

2）正常值：成年男性为40%～50%，成年女性为37%～48%。

3）意义：测定血细胞比容，有助于判断贫血的类型以及机体脱水的程度等。

2. 血液的理化特性

（1）颜色：红细胞内血红蛋白的颜色。

（2）比重：正常人全血比重为1.050～1.060，高低主要取决于红细胞的数量。

（3）血液黏滞度：为水的4～5倍，主要取决于红细胞的数量。

（4）血液酸碱度：正常人血浆呈弱碱性，pH为7.35～7.45。若pH < 7.35，为酸中毒；若pH > 7.45，为碱中毒。血浆pH的相对稳定主要依靠血液中的缓冲对以及肺、肾的排泄功能,血液中的缓冲对是最迅速的调节途径。血浆中最重要的缓冲对是 $NaHCO_3/H_2CO_3$。

【同步练习】

A1 型题

1. 血液的组成包括
    A. 血浆和红细胞   B. 血浆和白细胞
    C. 血清和血细胞   D. 血浆和血细胞
    E. 红细胞、白细胞和血小板

2. 血液的 pH 为
    A. 7.30 ~ 7.40   B. 7.35 ~ 7.45
    C. 7.25 ~ 7.55   D. 6.35 ~ 6.45
    E. 7.55 ~ 7.65

3. 成年男性血细胞比容正常值是
    A. 25% ~ 30%   B. 30% ~ 35%
    C. 35% ~ 40%   D. 40% ~ 50%
    E. 50% ~ 60%

4. 调节机体酸碱平衡最迅速的途径是
    A. 肺   B. 肾
    C. 血液缓冲系统   D. 皮肤
    E. 细胞内外离子交换

5. 血浆中最重要的缓冲对是
    A. Na_2HPO_4/NaH_2PO_4 B. K_2HPO_4/KH_2PO_4
    C. $NaHCO_3/H_2CO_3$ D. $KHCO_3/H_2CO_3$
    E. 蛋白质 – 钠 / 蛋白质

A2 型题

6. 患者,男,38 岁。在一次火灾中为抢救一名男童被大面积烧伤,急诊入院后诊断为Ⅱ度烧伤。常规检验中,血液变化最明显的是
    A. 血细胞比容升高   B. 血浆晶体渗透压下降
    C. 血浆晶体渗透压升高   D. 血细胞比容下降
    E. 血细胞比容不变

第二节　血　浆

【知识要点】

1. 血浆的成分及其作用

（1）水对实现血液的物质运输、参与体温调节等具有重要的作用。

（2）血浆蛋白的种类及其作用见表3-1。

表3-1　血浆蛋白的种类及其作用

种类	含量 /(g·L^{-1})	主要来源	主要生理作用
白蛋白	40~48	肝脏合成	维持血浆胶体渗透压
球蛋白	15~30	大多数球蛋白由肝脏合成，丙种球蛋白来自浆细胞	运输物质、参与免疫反应
纤维蛋白原	2~4	肝脏合成	参与血液凝固

白蛋白 / 球蛋白比值（A/G）为（1.5~2.5）:1，肝功能异常时可引起 A/G 比值下降或倒置。

（3）无机盐：无机盐含量约占血浆的 0.9%。阳离子主要是 Na$^+$，阴离子主要是 Cl$^-$。无机盐对形成血浆晶体渗透压，调节酸碱平衡和维持神经、肌肉兴奋性等方面有重要作用。

（4）非蛋白含氮化合物：非蛋白含氮化合物中所含的氮称为非蛋白氮（NPN）。非蛋白含氮化合物是蛋白质和核酸的代谢产物，经肾排出。正常值为 14~25mmol/L。临床上测定血浆 NPN 含量，可了解蛋白质的代谢和肾的功能。

2. 血浆渗透压　渗透压是指溶液中溶质分子所具有的保留和吸引水分子的能力。渗透压的高低与单位体积溶液中溶质颗粒数目的多少成正比，与溶质的种类及颗粒的大小无关。血浆渗透压由血浆晶体渗透压和血浆胶体渗透压两部分构成见表3-2。

与血浆渗透压相等的溶液称为等渗溶液。高于血浆渗透压的溶液称为高渗溶液；低于血浆渗透压的溶液称为低渗溶液。临床给患者输液一般常采用等渗溶液；常用 0.9% NaCl 溶液和 5% 葡萄糖溶液。

表 3-2　血浆晶体渗透压和血浆胶体渗透压的比较

项目	血浆晶体渗透压	血浆胶体渗透压
形成	血浆中的晶体物质形成，80% 来自 Na^+ 和 Cl^-，其次葡萄糖、尿素等	由血浆蛋白，主要是白蛋白形成
特点	不易通过细胞膜，是跨细胞膜的渗透压	不易通过毛细血管壁，是跨毛细血管壁的渗透压
生理意义	调节红细胞内外的水平衡，对保持红细胞的正常形态和功能具有重要作用	调节毛细血管内外水分的交换，对维持正常血浆容量有重要作用
正常值	约 5 765mmHg	约 25mmHg
异常表现	高渗状态：红细胞皱缩 低渗状态：红细胞胀大、破裂溶血	胶体渗透压降低引起组织水肿

【同步练习】

A1 型题

1. 血浆中含量最多的蛋白质是
   A. 纤维蛋白
   B. 球蛋白
   C. 纤维蛋白原
   D. 白蛋白
   E. 载体蛋白

2. 形成血浆晶体渗透压的主要物质是
   A. NaCl
   B. 维生素
   C. 尿素
   D. 非蛋白氮
   E. 血浆蛋白

3. 下列溶液中属于等渗溶液的是
   A. 0.1% 氯化钠溶液
   B. 50% 葡萄糖溶液
   C. 2% 尿素溶液
   D. 0.5% 葡萄糖溶液
   E. 0.9% 氯化钠溶液

4. 5% 葡萄糖溶液属于
   A. 生物制品溶液
   B. 高渗溶液
   C. 等渗溶液
   D. 胶体溶液
   E. 低渗溶液

5. 有关血浆渗透压的叙述，正确的是

    A. 与0.5%葡萄糖溶液的渗透压相等

    B. 9% NaCl溶液的渗透压相等

    C. 胶体渗透压大于晶体渗透压

    D. 血浆胶体渗透压主要是由白蛋白形成

    E. 血浆胶体渗透压升高时可致组织水肿

6. 血浆晶体渗透压明显降低时会导致

    A. 组织水肿   B. 组织液减少

    C. 红细胞皱缩   D. 红细胞干瘪

    E. 红细胞破裂

7. 功能异常时可能引起A/G比值下降或倒置的器官是

    A. 肺脏   B. 心脏

    C. 肝脏   D. 肾脏

    E. 胃肠道

8. 血浆中蛋白质具有免疫功能的是

    A. 白蛋白   B. 球蛋白

    C. 纤维蛋白原   D. 胶原蛋白

    E. 肌球蛋白

9. 下列各项中**不是**血浆蛋白主要功能的是

    A. 运输物质

    B. 参与免疫

    C. 参与血液凝固

    D. 维持血浆胶体渗透压

    E. 维持血浆晶体渗透压

A3/A4型题

（10~12题共用题干）

患者，女，33岁。因感冒引发双下肢水肿入院。查体：血压145/92mmHg，血浆白蛋白20g/L，尿蛋白（+++）、镜下血尿，诊断为急性肾小球肾炎。

10. 血浆白蛋白的正常值是

    A. 2~4g/L   B. 15~30g/L

    C. 30~38g/L   D. 40~48g/L

    E. 65~85g/L

11. 患者出现水肿主要原因是

    A. 毛细血管的通透性增加   B. 组织液胶体渗透压下降

    C. 血浆晶体渗透压下降   D. 血浆胶体渗透压下降

    E. 淋巴回流增加

12. 血浆胶体渗透压的主要作用**不包括**

    A. 跨毛细血管的渗透压   B. 调节血管内外水平衡

    C. 维持循环血量   D. 防止水分滞留血管外引起水肿

    E. 保持红细胞的正常形态

第三节　血　细　胞

【知识要点】

1. 红细胞

（1）红细胞的数量和功能

1）红细胞正常值：我国成年男性为（4.0～5.5）×10^{12}/L，女性为（3.5～5.0）×10^{12}/L，新生儿为 6.0×10^{12}/L 以上。

2）血红蛋白正常值：成年男性为 120～160g/L，成年女性为 110～150g/L。

3）红细胞功能：主要功能是运输 O_2 和 CO_2，缓冲血液酸碱度的变化。

（2）红细胞生理特性

1）可塑变形性：是红细胞生存的最重要的特征。

2）悬浮稳定性：①常用红细胞沉降率（以下简称为血沉）来表示。②正常值成年男性为 0～15mm/h，女性为 0～20mm/h。③临床应用上，血沉越快，说明红细胞悬浮稳定性越差。与红细胞叠连有关，导致红细胞叠连的因素是血浆成分的变化。若将正常人的红细胞置于血沉快者的血浆中，红细胞也会较快发生叠连而血沉加速；若将血沉快者的红细胞置于正常人的血浆中，则血沉正常。

3）渗透脆性：渗透脆性和抵抗力成反变关系。

（3）红细胞的生成与破坏

1）生成的部位：红骨髓。骨髓造血功能受到 X 射线、放射性核素、某些药物等抑制，可引起再生障碍性贫血。

2）生成原料：铁和蛋白质。儿童生长期、妇女月经期、妊娠期和哺乳期对铁的需求量增大,若摄入不足或吸收利用障碍,可引起缺铁性贫血。长期慢性失血或蛋白质缺乏也会引起缺铁性贫血。缺铁性贫血由于血红蛋白减少,红细胞体积变小,所以又称为小细胞低色素性贫血。

3)成熟因子:当叶酸和维生素 B_{12} 缺乏时,可引起巨幼红细胞贫血。

4)红细胞生成的调节:①促红细胞生成素,主要由肾脏合成分泌。某些肾脏疾病常因促红细胞生成素减少或缺乏而出现贫血,称为肾性贫血。②雄激素。

5)红细胞的破坏:红细胞的平均寿命为 120 天。脾是红细胞破坏的主要场所,脾功能亢进时,易引起脾性贫血。

2. 白细胞

(1)白细胞的正常值:正常成人白细胞总数为($4.0\sim10.0$)× 10^9 /L,新生儿白细胞总数可达($15.0\sim20.0$)× 10^9 /L。

(2)白细胞的分类及功能:白细胞的主要功能是防御和保护(表 3-3)。临床上白细胞总数增多或中性粒细胞比例增高,常提示有急性化脓性细菌感染。

表 3-3　我国健康成人白细胞分类计数及主要生理功能

分类名称	百分比/%	正常值/ × $10^9 \cdot L^{-1}$	主要生理功能
中性粒细胞	50~70	2.0~7.0	吞噬细菌
淋巴细胞	20~40	0.8~4.0	参与细胞免疫和体液免疫
单核细胞	3~8	0.1~0.8	吞噬各种病原微生物和衰老的细胞
嗜酸性粒细胞	0.5~5.0	0~0.7	限制过敏反应、参与蠕虫的免疫反应
嗜碱性粒细胞	0~1	0~0.1	释放组胺等物质、参与过敏反应

3. 血小板

(1)血小板的形态和数量

1)概念:血小板是骨髓成熟的巨核细胞脱落下来的具有生物活性的小块胞质。

2)正常值:正常成人为($100\sim300$)× 10^9 /L。血小板数量超过 $1\,000\times10^9$ /L,易发生血栓;血小板数量低于 50×10^9 /L,可出现出血倾向。

(2)血小板的生理特性:黏附、聚集、释放、收缩和吸附。

(3)生理功能:维持血管内皮完整性、参与生理性止血和血液凝固。当血小板数量小于 50×10^9 /L 时,维持血管内皮完整性减弱或消失,毛细血管的通透性增大,可引起皮肤黏膜出血,称为血小板减少性紫癜。

A1 型题

1. 能运输 O_2 和 CO_2 的血细胞是

    A. 红细胞　　　　　　　　　　B. 白细胞

    C. 血小板　　　　　　　　　　D. 淋巴细胞

    E. 巨噬细胞

2. 我国正常成年女性红细胞和血红蛋白的正常值是

    A. 红细胞为 $(4.5 \sim 5.5) \times 10^{12}/L$，血红蛋白为 $100 \sim 140g/L$

    B. 红细胞为 $(3.5 \sim 5.0) \times 10^{12}/L$，血红蛋白为 $110 \sim 150g/L$

    C. 红细胞为 $(3.0 \sim 5.0) \times 10^{12}/L$，血红蛋白为 $120 \sim 160g/L$

    D. 红细胞为 $(4.5 \sim 5.0) \times 10^{12}/L$，血红蛋白为 $130 \sim 170g/L$

    E. 红细胞为 $(3.5 \sim 4.5) \times 10^{12}/L$，血红蛋白为 $110 \sim 120g/L$

3. 红细胞悬浮稳定性差会导致

    A. 溶血　　　　　　　　　　　B. 红细胞凝集

    C. 血液凝固　　　　　　　　　D. 血沉加快

    E. 出血时间延长

4. 人出生后，红细胞生成的正常部位是

    A. 肝　　　　　　　B. 脾　　　　　　　C. 红骨髓

    D. 胸腺　　　　　　E. 肾

5. 引起再生障碍性贫血的原因是

    A. 骨髓的造血功能受损　　　　B. 维生素 B_{12} 和叶酸缺乏

    C. 蛋白质摄入不足　　　　　　D. 缺铁

    E. 红细胞脆性大

6. 调节红细胞生成的主要体液因素是

    A. 肾上腺素　　　　　　　　　B. 肾素

    C. 雌激素　　　　　　　　　　D. 雄激素

    E. 促红细胞生成素

7. 释放组胺引起过敏症状的血细胞是

    A. 中性粒细胞　　　　　　　　B. 嗜碱性粒细胞

    C. 嗜酸性粒细胞　　　　　　　D. 淋巴细胞

    E. 血小板

8. 白细胞中参与特异性免疫的细胞是

    A. 单核细胞　　　　　　　　　　B. 中性粒细胞

    C. 淋巴细胞　　　　　　　　　　D. 嗜酸性粒细胞

    E. 嗜碱性粒细胞

9. 正常人血液中血小板计数是

    A. （4~10）×10^9/L　　　　　　B. （4~10）×10^9/cm

    C. （100~300）×10^9/L　　　　D. （4~5）×10^9/ml

    E. （3.5~5.0）×10^9/L

10. 促使红细胞成熟的因子是

    A. 维生素 B_{12} 及叶酸　　　　　B. 促红细胞生成素

    C. 内因子　　　　　　　　　　　D. 雄激素

    E. 甲状腺激素和生长素

11. 关于白细胞功能的叙述，**错误**的是

    A. 中性粒细胞可吞噬细菌

    B. 单核细胞吞噬各种病原微生物和衰老的细胞

    C. 淋巴细胞参与细胞免疫和体液免疫

    D. 嗜酸性粒细胞释放肝素、组胺等

    E. 嗜酸性粒细胞参与蠕虫的免疫反应

12. 成人男性血红蛋白的参考值范围是

    A. 100~140g/L　　　　　　　　B. 110~150g/L

    C. 120~160g/L　　　　　　　　D. 140~170g/L

    E. 170~200g/L

A2 型题

13. 患者，男，36 岁。诊断为背部化脓性感染，最可能出现的血常规表现是

    A. 嗜碱性粒细胞增多　　　　　　B. 嗜酸性粒细胞增多

    C. 中性粒细胞明显增加　　　　　D. 淋巴细胞明显增多

    E. 白细胞减少

14. 患儿，男，6 岁。自诉经常腹痛，家长反映孩子平时喜欢吃土块，门诊检查发现腹痛以脐周围疼痛为主，诊断为蛔虫感染，血常规检查增多的白细胞主要是

    A. 中性粒细胞　　　　　　　　　B. 单核细胞

    C. 淋巴细胞　　　　　　　　　　D. 嗜碱性粒细胞

    E. 嗜酸性粒细胞

15. 患者，男，46岁。下肢关节疼痛，行动不便就诊，门诊诊断为风湿性关节炎。临床检验血沉加快。若将该患者的红细胞置于正常人血浆中，则其血沉速度将

    A. 正常   B. 下降

    C. 增快   D. 无变化

    E. 忽快忽慢

16. 患儿，男，月龄9个月。纯母乳喂养，近期出现面色苍白、发困、无力，诊断为巨幼红细胞贫血。发病的主要原因是

    A. 铁摄入不足   B. 铁需要量增加

    C. 维生素C摄入不足   D. 维生素B_{12}及叶酸摄入不足

    E. 维生素K缺乏

A3/A4 型题

（17～18题共用题干）患者，女，39岁。因反复出现皮肤瘀斑瘀点，并有鼻出血、牙龈出血前来就诊。临床检验：血小板计数低、出血时间延长，初步诊断为特发性血小板减少性紫癜。

17. 当出现出血倾向时，血液中血小板数目为

    A. $< 150 \times 10^9/L$ B. $< 100 \times 10^9/L$

    C. $< 50 \times 10^9/L$ D. $< 200 \times 10^9/L$

    E. $< 250 \times 10^9/L$

18. 血小板减少时可导致皮肤和黏膜下出现出血点或大块紫癜，主要原因是血小板

    A. 不易聚集

    B. 不易黏附

    C. 不易收缩

    D. 不易释放生物活性物质

    E. 不能修复和维持血管内皮的完整性

（19～20题共用题干）患者，女，29岁。因疲乏无力来医院就诊。查体发现患者面色、甲床及口唇苍白，皮肤干燥，毛发干枯。血常规：红细胞为$3.0 \times 10^{12}/L$，血红蛋白含量85g/L，初步诊断为缺铁性贫血。

19. 该患者贫血通常是由于体内缺乏

    A. 纤维素   B. 铁

    C. 蛋白质   D. 维生素B_{12}

    E. 叶酸

20. 缺铁性贫血又称为

    A. 再生障碍性贫血   B. 大细胞性贫血

    C. 小细胞低色素性贫血   D. 肾性贫血

    E. 脾性贫血

第四节　血液凝固和纤维蛋白溶解

【知识要点】

1. 血液凝固

（1）概述

1）血液凝固：血液由流动的液体状态变为不流动的凝胶状态的过程。

2）实质：血浆中可溶性的纤维蛋白原转变成不溶性的纤维蛋白。

3）血清：血液凝固后血凝块回缩析出淡黄色透明的液体。

4）血清与血浆的区别：血清中不含纤维蛋白原和被消耗的部分凝血因子。

（2）凝血因子

1）除凝血因子Ⅲ来自组织外，其他凝血因子均存在于血浆中。

2）除了凝血因子Ⅳ（Ca^{2+}）外，其余均为蛋白质。

3）多数凝血因子在肝脏合成，凝血因子Ⅱ、Ⅶ、Ⅸ、Ⅹ的合成还需要维生素K参与。

4）某些凝血因子（Ⅷ、Ⅸ、Ⅺ）一旦缺乏，表现为凝血过程缓慢，轻微损伤可引起出血不止，称为血友病。

（3）血液凝固过程

1）过程：①凝血酶原激活物的形成；②凝血酶的形成；③纤维蛋白的形成。

2）内源性凝血途径和外源性凝血途径区别

启动因子不同：内源性凝血途径由凝血因子Ⅻ启动；外源性凝血途径由组织因子（Ⅲ）启动。

反应速度不同：内源性凝血途径反应步骤多，发生慢；外源性凝血途径反应步骤少，发生快。

（4）抗凝系统：血液中主要抗凝物质有抗凝血酶Ⅲ和肝素。

（5）促凝与抗凝：临床工作中常采用一些方法来加速、延缓或防止血液凝固（表3-4）。

表 3-4　血液凝固的加速和延缓

影响因素	加速或促凝	延缓或抗凝
接触面	粗糙	光滑
温度	适当升温	低温
化学物质	维生素 K	草酸钠、柠檬酸钠、枸橼酸钠、肝素

临床应用：①外科手术中常用温盐水纱布压迫伤口止血，就是利用粗糙面和升高温度来加速血液凝固；为防术中大出血，术前常给患者注射维生素 K，促进肝脏合成凝血因子，加速血液凝固；②临床上常用枸橼酸钠作为抗凝剂储存血液（与血浆中 Ca^{2+} 生成可溶性络合物，使血液不能凝固）；储存血液应在低温环境冷藏。

2. 纤维蛋白溶解

（1）概念：纤维蛋白被分解液化的过程，简称为纤溶。

（2）纤溶的意义：使血液保持液态，血流通畅；限制血液凝固的发展，防止血栓形成。

（3）组织激活物：子宫、前列腺、甲状腺、肾上腺、淋巴结、卵巢和肺等组织中含量最高，因此，这些部位在术后伤口易渗血。

【同步练习】

A1 型题

1. 血液凝固的实质是

    A. 血小板聚集   B. 红细胞叠连

    C. 血细胞凝集   D. 纤维蛋白形成

    E. 红细胞凝集

2. 血清与血浆的主要区别，正确的是

    A. 纤维蛋白原的有无   B. 红细胞的有无

    C. 白细胞的有无   D. 抗凝物质的有无

    E. 血小板的有无

3. 下列凝血因子中属于离子的是

    A. 因子Ⅱ和因子Ⅰ   B. 因子Ⅳ

    C. 因子Ⅴ和因子Ⅶ   D. 因子Ⅸ

    E. 因子Ⅹ和因子Ⅻ

4. **不存在**于血管内的凝血因子是

    A. 因子 I   B. 因子 III

    C. 因子 VII   D. 因子 X

    E. 因子 XII

5. **不需**维生素 K 参与凝血因子的合成的因子是

    A. 因子 II   B. 因子 IV

    C. 因子 VII   D. 因子 IX

    E. 因子 X

6. 关于内、外源性凝血系统描述**错误**的是

    A. 参与凝血的因子有不同

    B. 启动因子不同

    C. 最后形成的凝血块相同

    D. 形成凝血酶原激活物相同

    E. 内、外源性凝血均不需要 Ca^{2+} 参与

7. 枸橼酸钠抗凝机制是

    A. 去掉血浆中纤维蛋白原   B. 去除 Ca^{2+}

    C. 加强抗凝血酶的作用   D. 抑制凝血酶原激活

    E. 促进纤维蛋白溶解

8. 纤维蛋白溶解的意义**不包括**

    A. 使血液保持液态   B. 血流通畅

    C. 限制血液凝固的发展   D. 防止血栓形成

    E. 加速血液凝固的速度

A2 型题

9. 患者,女,50 岁。因患甲状腺结节行甲状腺部分切除术,术后伤口在愈合过程中常发生渗血现象,其主要原因是甲状腺组织中

    A. 肝素含量多

    B. 血管丰富

    C. 血流量大

    D. 凝血酶原激活物多

    E. 纤溶酶原组织激活物含量多

10. 患者,女,50 岁。在血液样品中,检验人员发现即使加入凝血酶其血液也不发生凝固,该患者血液中缺少的凝血因子是

A. 因子 X   B. 因子 XII

C. 纤维蛋白原   D. 因子 V

E. 因子 III

11. 患者,男,75 岁。食管癌入院,需手术治疗。护士向其宣教,常用的促进血液凝固的方法是

A. 提供光滑面、适当升温、注射维生素 K

B. 提供粗糙面、适当降温、加入枸橼酸钠

C. 提供粗糙面、适当升温、加入枸橼酸钠

D. 提供粗糙面、适当升温、注射维生素 K

E. 提供光滑面、适当降温、加入枸橼酸钠

12. 患儿,男,6 岁。血友病患者,幼年发病。经常自发或轻度外伤后出血不止,皮下血肿等。该男童血液中缺乏

A. 因子 II   B. 因子 V

C. 因子 VII   D. 因子 VIII

E. 因子 X

A3/A4 型题

(13 ~ 15 题共用题干)患者,男,40 岁。患乙型肝炎近 15 年,"大三阳",去年被确诊为肝硬化。患者近日常出现鼻出血、牙龈出血、便血等表现。

13. 护士向其宣教相关的血液知识,血液中多种凝血因子主要合成部位在

A. 肝   B. 胰腺

C. 脾   D. 肾

E. 血管内皮

14. 护士向其宣教相关的血液知识,肝硬化患者引起出血的最主要原因是

A. 肝功能损伤,肝合成凝血因子减少

B. 脾功能亢进

C. 毛细血管脆性增加

D. 血小板缺乏

E. 血小板功能障碍

15. 护士向其宣教相关的血液知识,肝硬化患者术前,最须要补充的维生素是

A. 维生素 A   B. 维生素 B

C. 维生素 C   D. 维生素 E

E. 维生素 K

第五节 血量、血型

【知识要点】

1. 血量 血量是指人体全身血液的总量。正常成人血量占体重的 7%~8%。正常人体血量相对恒定是维持机体正常生命活动的必要条件（表3-5）。

表3-5 机体失血量与功能状态

失血量 /ml	失血比例 /%	机体功能状态	临床症状	主要治疗手段
≤400	≤10	正常	无症状	无须治疗
>800	>20	异常	血压下降、四肢冰凉、头晕目眩等	须补充血容量
>1 200	>30	危急	失血性休克，危及生命	立即输血和补液抢救生命

2. 血型 血型是血细胞膜上特异性抗原的类型（指红细胞血型）。与临床关系最密切的有 ABO 血型系统和 Rh 血型系统。

（1）ABO 血型系统

1）分型依据：根据红细胞膜上 A 抗原和 B 抗原的有无和种类，将 ABO 血型分为四型，即 A 型、B 型、AB 型、O 型。不同血型的人，血清中不含与自身红细胞抗原相对应的抗体（表3-6）。

表3-6 ABO 血型系统的分型

血型	红细胞上的抗原	血清中的抗体
A	A抗原	抗B抗体
B	B抗原	抗A抗体
AB	A抗原和B抗原	无
O	无	抗A抗体和抗B抗体

2）特点：血清中含有天然抗体（抗 A 抗体和抗 B 抗体），属于 IgM，分子量大，不能通过胎盘。

3）ABO 血型鉴定：用已知的抗体可检测未知的抗原类型，进行血型鉴定。ABO 血型系统还存在多种亚型，在鉴定血型和输血时应特别注意亚型的存在。

4）ABO 血型的分布：在我国 A 型血型大约占 28%，B 型血型大约占 24%，O 型血型大约占 41%，AB 型血型大约占 7%。

（2）Rh 血型

1）分型依据：红细胞膜上含有 D 抗原者，称为 Rh 阳性，不含 D 抗原者称为 Rh 阴性。

2）特点：血清中不含天然的抗 D 抗体，只有当 Rh 阴性者接受 Rh 阳性的血液后可产生抗 D 的抗体。抗体主要是 IgG，分子量较小，能通过胎盘屏障。

3）分布：我国 99% 以上的人是 Rh 阳性，不足 1% 的人为 Rh 阴性。

4）临床应用

输血反应：Rh 阴性者第一次接受 Rh 阳性的血液，不会引起输血反应，可产生抗 D 抗体。当再次输入 Rh 阳性血时，可发生抗原－抗体反应，引起溶血。

母婴血型不合：Rh 阴性妇女（第一胎）孕育了 Rh 阳性的胎儿，胎儿的少量红细胞进入母体（如分娩时）刺激母体产生抗 D 抗体。该母亲再次孕育 Rh 阳性胎儿时，母体抗 D 抗体可通过胎盘进入胎儿体内，与胎儿红细胞膜上的 D 抗原发生抗原－抗体反应，造成新生儿溶血性贫血。

预防：临床上 Rh 阴性母亲孕育第一胎 Rh 阳性胎儿后，及时输注特异性抗 D 免疫球蛋白，可避免产生抗 D 抗体。

（3）输血原则

1）鉴定血型：保证供血者与受血者 ABO 血型相合以及 Rh 血型相合。

2）交叉配血试验：为避免发生红细胞凝集反应，即使已知供血者和受血者的血型相同，在输血前也必须进行交叉配血试验（表3-7）。

表 3-7　交叉配血、血型与输血的关系

交叉配血试验	配血结果	输血原则
主侧和次侧均不凝	配血相合	正常输血，同型输血
主侧凝集	配血不合	禁止输血
主侧不凝次侧凝	配血基本相合	一般不宜输血，紧急情况下 <200ml、缓慢输入、严密观察；O 型给予其他血型；AB 型接受其他血型

A1 型题

1. 血型是指
   A. 红细胞膜上抗体的类型　　　　B. 红细胞膜上抗原的类型
   C. 红细胞膜上受体的类型　　　　D. 血浆中抗体的类型
   E. 血浆中抗原的类型

2. 关于 ABO 血型系统的叙述，**错误**的是
   A. B 型血的红细胞膜上含 B 抗原、血清中含抗 A 抗体
   B. A 型血的红细胞膜上含 A 抗原、血清中含抗 B 抗体
   C. AB 型血的红细胞膜上含 A 抗原和 B 抗原、血清中不含抗 A 抗体和抗 B 抗体
   D. O 型血的红细胞膜上不含 A 抗原和 B 抗原、血清中含抗 A 抗体和抗 B 抗体
   E. AB 型血的红细胞膜上含 A 抗原和 B 抗原、血清中含抗 A 抗体和抗 B 抗体

3. 在异型输血时，**不能**输血的情况为
   A. 供血者的红细胞不被受血者的血浆凝集
   B. 供血者的血型为 O 型，受血者的血型为 B 型
   C. 供血者的血型为 A 型，受血者的血型为 AB 型
   D. 供血者的血型为 AB 型，受血者的血型为 O 型
   E. 供血者的血型为 B 型，受血者的血型为 AB 型

4. 最**不易**找到合适的供血者的是
   A. AB 型，Rh 阴性　　　　　　B. A 型，Rh 阴性
   C. B 型，Rh 阳性　　　　　　D. AB 型，Rh 阳性
   E. O 型，Rh 阳性

5. 关于 Rh 血型系统抗体的叙述，**错误**的是
   A. 属于 IgG　　　　　　　　　B. 主要是抗 D 抗体
   C. 为免疫抗体　　　　　　　　D. Rh 阴性血中也存在天然抗体
   E. 可通过胎盘进入胎儿体内

6. 在急需输血而无同型血液时，AB 型血可少量接受其他血型，是因为 AB 型血液的
   A. 血清中含有抗 A、抗 B 抗体　　　B. 红细胞膜上含有 A、B 抗原
   C. 血清中无抗 A、抗 B 抗体　　　　D. 红细胞膜上无 A、B 抗原
   E. 红细胞膜上含有 A、B 抗原，血清中有抗 A、抗 B 抗体

7. 下列关于交叉配血试验,叙述**错误**的是

A. 对已知的同型血液输血或重复输同型血,也必须进行交叉配血试验

B. 主侧和次侧无凝集反应,可以输血

C. 如果主侧有凝集反应,不论次侧是否发生凝聚,均不能输血

D. 主侧无凝集反应,次侧发生凝集,在严密观察下可以少量、缓慢输血

E. 同型血液输血第二次输同型血,可不进行交叉配血试验

8. 下列关于输血的叙述**错误**的是

A. O 型血可在严密观察下少量(<200ml)缓慢输给其他血型

B. AB 型可少量(<200ml)缓慢接受其他型血输入

C. ABO 血型相符可以输血,输血前仍须进行交叉配血试验

D. Rh 阳性血型者可接受 Rh 阴性的血液

E. Rh 阴性血型者可反复接受 Rh 阳性的血液

9. 下列关于血型和输血的关系,正确的是

A. 已知某人血清中含有抗 B 抗体,可断定其血型必然是 A 型血

B. Rh 阳性血型其血清中含有抗 D 抗体

C. O 型血的含有 A 抗原、B 抗原,所以不论什么情况均可输给任何血型的人

D. 重复输同型输血不须要进行交叉配血试验

E. AB 型在紧急情况下无同型血时,可少量接受 O 型、A 型、B 型血的血液

A2 型题

10. 患者,男,27 岁。其红细胞与 A 型血的血清凝集,而其血清与 A 型血红细胞不凝集,该患者的血型为

A. A 型   B. B 型

C. AB 型   D. O 型

E. 无法判断

11. 患者,男,34 岁。因外伤大失血,休克急诊入院,心率 125 次 /min,血压 70/40mmHg,呼吸急促,面色苍白。拟采取输血进行抢救治疗,护士在进行输血前的准备时,**不正确**的操作是

A. 进行血型鉴定和交叉配血试验

B. 提血时和血库人员共同做好"三查八对"

C. 输血前和另一护士再次核对

D. 输血前应首先征得患者家属同意并签署知情同意书

E. 同型输血不须要进行交叉配血试验

A3/A4 型题

(12～13 题共用题干)杨女士,33 岁,怀孕 2⁺ 月。因阴道点滴出血 2 天来医院妇产科就诊。其血型为 O 型、Rh 阴性,并筛查出杨女士体内含有抗 Rh 抗体。最终诊断为宫内胎儿溶血性贫血引发先兆流产。

12. Rh 阴性血型是由于红细胞表面**不含有**

    A. B 抗原   B. C 抗原

    C. A 抗原   D. D 抗原

    E. E 抗原

13. 临床上常见的新生儿溶血性贫血可能发生在

    A. Rh 阳性母亲孕育的 Rh 阳性婴儿

    B. Rh 阴性母亲孕育的 Rh 阴性婴儿

    C. Rh 阴性母亲孕育的第二胎为 Rh 阳性婴儿

    D. Rh 阳性母亲孕育的 Rh 阴性婴儿

    E. Rh 阴性母亲孕育的第一胎为 Rh 阳性婴儿

答案及解析

第一节　血液的组成和理化特性

1. D　2. B　3. D　4. C　5. C　6. A

6. 正确答案:A

解析:大面积烧伤后,烧伤创面有大量的血浆水分渗出,使红细胞数量相对增多,血细胞比容升高。

第二节　血浆

1. D　2. A　3. E　4. C　5. D　6. E　7. C　8. B　9. E

10. D　11. D　12. E

10. 正确答案:D

解析:白蛋白正常值 40～48g/L。

11. 正确答案:D

解析:血浆中白蛋白正常含量 40～48g/L,若低于 30g/L,血浆胶体渗透压就会降低,出现水肿。

12. 正确答案:E

解析:血浆胶体渗透压对调节毛细血管内外水分的交换、维持正常血浆容量有重要作用,降低可引起组织水肿。

第三节　血细胞

1. A　2. B　3. D　4. C　5. A　6. E　7. B　8. C　9. C

10. A　11. D　12. C　13. C　14. E　15. A　16. D　17. C　18. E

19. B　20. C

13. 正确答案：C

解析：白细胞总数增多或中性粒细胞比例增高，常提示有急性化脓性细菌感染。

14. 正确答案：E

解析：嗜酸性粒细胞参与对蛔虫的免疫反应，损伤或杀灭蛔虫。当机体发生蛔虫感染时，常伴嗜酸性粒细胞增多。

15. 正确答案：A

解析：导致红细胞叠连的因素是血浆成分的变化。若将正常人的红细胞置于血沉快者的血浆中，红细胞会较快发生叠连而血沉加速；若将血沉快者的红细胞置于正常人血浆中，则血沉正常。

16. 正确答案：D

解析：当叶酸和维生素 B_{12} 缺乏时，红细胞生成数量减少，体积较大，引起巨幼红细胞贫血。

17. 正确答案：C

解析：血小板数量低于 $50 \times 10^9/L$，毛细血管的通透性增大，可出现皮下、黏膜出血倾向。

18. 正确答案：E

解析：血小板的生理功能是维持血管内皮完整性、参与生理性止血及血液凝固。

19. 正确答案：B

解析：铁和蛋白质是合成血红蛋白的基本原料。儿童生长期、妇女月经期、妊娠期和哺乳期对铁的需求量增大，若摄入不足或吸收利用障碍，会引起血红蛋白合成不足，称为缺铁性贫血。

20. 正确答案：C

解析：缺铁性贫血由于血红蛋白减少，红细胞体积变小，所以又称为小细胞低色素性贫血。

第四节　血液凝固和纤维蛋白溶解

1. D　2. A　3. B　4. B　5. B　6. E　7. B　8. E　9. E

10. C　11. D　12. D　13. A　14. A　15. E

9. 正确答案：E

解析:组织激活物以子宫、前列腺、甲状腺、肾上腺、淋巴结、卵巢和肺等组织中含量最高,术后伤口易渗血。

10 正确答案:C

解析:血液凝固是血浆中的可溶性纤维蛋白原转变为不溶性纤维蛋白的过程。如果患者血液中即使加入凝血酶也不凝固,则该患者血液中缺少的凝血因子是纤维蛋白原。

11. 正确答案:D

解析:促进血液凝固的方法是提供粗糙面、适当升温、注射维生素 K。

12. 正确答案:D

解析:凝血因子 Ⅷ 为抗血友病球蛋白。某些凝血因子(Ⅷ 、Ⅸ 、Ⅺ)一旦缺乏,表现为凝血过程缓慢,轻微损伤可引起出血不止,称为血友病。

13. 正确答案:A

解析:除 Ⅳ (Ca^{2+})外,其余凝血因子均为蛋白质,在肝脏内合成。

14. 正确答案:A

解析:多数凝血因子在肝脏合成。乙型肝炎患者肝功能异常,致凝血因子生成障碍,是引起出血的主要原因。

15. 正确答案:E

解析:多数凝血因子在肝脏合成,其合成还需维生素 K 参与。肝硬化患者手术前,最须要补充维生素 K,有利于凝血因子的合成,以防止手术过程中出现大出血。

第五节 血量、血型

1. B   2. E   3. D   4. A   5. D   6. C   7. E   8. E   9. E
10. C   11. E   12. D   13. C

10. 正确答案:C

解析:该患者红细胞和 A 型血的血清发生凝集反应,说明该患者红细胞膜上有 B 抗原,血清中无抗 B 抗体;而该患者血清与 A 型血红细胞不凝集,说明该患者血清中无抗 A 抗体。该患者红细胞膜上有 A、B 两种抗原,血型为 AB 型。

11. 正确答案:E

解析:

为避免发生红细胞凝集反应,在鉴定血型和输血时应特别注意亚型和 Rh 阴性血型的存在。即使已知供血者和受血者的血型相同,在输血前也必须进行交叉配血试验。故正确答案选 E。

12. 正确答案:D

解析：红细胞膜上含有 D 抗原者称为 Rh 阳性，细胞膜上不含有 D 抗原者称为 Rh 阴性。

13. 正确答案：C

解析：Rh 阴性妇女（第一胎）孕育了 Rh 阳性的胎儿，胎儿少量红细胞由于某种原因进入母体（如分娩时），会刺激母体产生抗 D 抗体。该母亲再次孕育 Rh 阳性胎儿时，母体抗 D 抗体可通过胎盘进入胎儿体内，与胎儿红细胞膜上的 D 抗原发生抗原－抗体反应，造成新生儿溶血性贫血。

（赵淑琳）

第四章 血液循环

本章常考的知识点：①心率、心动周期、动脉血压、中心静脉压的概念；②正常心率、心脏的泵血功能及评价；③心脏细胞组成及动作电位产生机制；④心肌细胞的生理特性；⑤心电图；⑥心输出量、动脉血压、中心静脉压、组织液生成与回流的影响因素；⑦血液循环途径及血管的功能特点；⑧微循环组成及功能；⑨神经调节及体液调节。

第一节　心脏生理

【知识要点】

1. 血液循环的途径

（1）体循环：左心室→主动脉→各级动脉→全身各处毛细血管网→各级静脉→上、下腔静脉→右心房。

（2）肺循环：右心室→肺动脉→肺部毛细血管网→肺静脉→左心房。

2. 心脏的泵血功能

（1）心率和心动周期

1）心率：心脏每分钟跳动的次数称为心率。

正常值：安静状态下，正常成年人为 60～100 次 /min，平均 75 次 /min。

异常值：安静状态下，正常成年人超过 100 次 /min，称为心动过速；低于 60 次 /min，称为心动过缓。

2）心动周期：心房或心室每收缩和舒张一次所经历的时间，称为心动周期。

心动周期与心率关系：成反变关系，即心动周期 = 60/ 心率。按心率 75 次 /min

计算,心动周期为0.8s。

收缩期与舒张期的关系:心房、心室舒张期均长于收缩期,这既保证了心脏足够的休息时间,又有利于心室血液的充盈。

(2)心脏泵血过程:一个心动周期中心腔内各种变化归纳见表4-1。

表4-1　心动周期中心腔内压力、瓣膜、血流方向及容积等变化

心动周期分期		心腔内压力比较			瓣膜开闭		血流方向	心室容积
		心房	心室	动脉	房室瓣	动脉瓣		
心室收缩期	等容收缩期	房内压<室内压<动脉压			关闭	关闭	无血液进出心室	不变
	射血期	房内压<室内压>动脉压			关闭	开放	心室→动脉	减小
心室舒张期	等容舒张期	房内压<室内压<动脉压			关闭	关闭	无血液进出心室	不变
	充盈期	房内压>室内压<动脉压			开放	关闭	心房→心室	增大
	心房收缩期	房内压>室内压<动脉压			开放	关闭	心房→心室	增大

心房收缩使心室充盈量进一步增加,使心室舒张末期容积达最大值。心房收缩增加的心室充盈量,仅占心室总充盈量的10%～30%,心室充盈量的70%～90%是靠心室舒张室内压降低的抽吸作用,故临床上心房纤颤的患者虽心室充盈量有所减少,但不致引起心输出量明显减少。

(3)心脏泵血功能的评价指标

1)每搏输出量和射血分数

每搏输出量:一侧心室每搏动一次所射出的血量,简称搏出量。

射血分数:每搏输出量占心室舒张末期容积的百分比。正常成人射血分数为55%～65%。

2)心输出量与心指数

心输出量:每分钟一侧心室射出的血量。心输出量＝每搏输出量×心率。

心指数:以每平方米体表面积计算的心输出量,是分析比较不同个体心功能时常用的评定指标。

(4)影响心输出量的因素

1)心肌的前负荷:前负荷(心室舒张末期的容积)↑→心肌初长度↑→心肌收缩能力↑→每搏输出量↑→心输出量↑。前负荷在一定范围内增加心输出量增加,反之心输出量减少。

2)心肌的收缩力:心肌收缩能力↑→每搏输出量↑→心输出量↑。

3）心肌的后负荷：后负荷（动脉血压）↑→等容收缩期↑→射血期↓→每搏输出量↓→心输出量↓。

4）心率：①心率在40～180次/min，心率↑→心输出量↑。②心率>180次/min→心脏舒张期↓→回心血量↓→每搏输出量↓→心输出量↓。③心率<40次/min→回心血量达最大→每搏输出量不随心率↑→心输出量↓。

心输出量明显减少，可导致血压下降引起休克。

（5）心力储备：心输出量随机体代谢需要而增加的能力称为心力储备。

（6）心音：多数情况下只能听到第一心音（S_1）和第二心音（S_2）（表4-2）。

表4-2　第一心音与第二心音的比较

项目	第一心音	第二心音
原因	心室收缩、房室瓣关闭	心室舒张、动脉瓣关闭
标志	心脏收缩期的开始	心脏舒张期的开始
特点	音调低，持续时间长	音调高，持续时间短
部位	心尖冲动处	胸骨左、右缘第二肋间隙
意义	反映心肌收缩强弱和房室瓣的功能状态	反映动脉血压的高低及动脉瓣的功能状态

3. 心肌的生物电现象

（1）工作细胞

1）组成：心房肌细胞和心室肌细胞。

2）特征：具有收缩性，通过收缩与舒张心脏实现泵血功能，无自律性。

3）除极方向：正常人心室除极始于室间隔中部，自左向右方向除极；随后左右心室游离壁从心内膜朝心外膜方向除极。心室肌细胞动作电位各期膜电位变化、形成机制及历时见表4-3。

表4-3　心室肌细胞动作电位各期特点

分期	膜电位变化	形成机制	历时/ms
0期	$-90mV \rightarrow +30mV$（幅度约120mV）	Na^+迅速内流	1～2
1期	$+30mV \rightarrow 0mV$（与0期形成锋电位）	K^+外流	10
2期（平台期）	停滞在0mV电位（等电位状态）	Ca^{2+}内流和K^+外流	100～150
3期	$0mV \rightarrow -90mV$	K^+外流	100～150
4期（静息期）	基本稳定在$-90mV$	Na^+-K^+泵及Na^+-Ca^{2+}交换	

（2）自律细胞

1）组成：窦房结、房室交界区、房室束、左右束支和浦肯野纤维等处的细胞。

2）特征：具有自动产生节律性兴奋的功能。自律细胞动作电位4期自动去极化。当去极化达到阈电位水平时，产生一次新的动作电位。窦房结起搏细胞（简称P细胞）动作电位各期特点见表4-4。

表4-4 窦房结起搏细胞动作电位各期特点

分期	膜电位变化	形成机制
0期	$-40mV \rightarrow 0mV$	Ca^{2+} 内流
3期	$0mV \rightarrow -70mV$	K^+ 外流
4期	$-70mV \rightarrow -40mV$（阈电位）	K^+ 外流进行性衰减，Na^+ 内流进行性增强

4. 心肌的生理特性

（1）自律性

1）来源：自律细胞4期自动去极化。

2）自律性高低：窦房结 > 房室交界 > 浦肯野纤维。

3）正常起搏点：窦房结。

（2）兴奋性

1）兴奋性特点：有效不应期长。相当于整个收缩期和舒张早期，在此期间任何刺激都不能引起心肌产生新的兴奋和收缩。因此，心肌不会发生强直收缩，始终保持收缩与舒张交替进行的节律性活动，以保证泵血功能完成。

2）期前收缩：有效不应期之后，下次窦房结兴奋到来前，心室接受额外刺激，可产生一次提前的兴奋和收缩，临床上称为早搏。

3）代偿间歇：期前收缩后，出现一段较长时间的舒张期。

4）代偿间歇的原因：紧接在期前兴奋后的一次窦房结兴奋传到心室时，恰好落在期前收缩的有效不应期内，则不能引起心室兴奋和收缩，必须等到窦房结的兴奋再次传来，才能引起心室的兴奋和收缩。

（3）传导性

1）传导途径：窦房结→心房肌（优势传导通路）→房室交界→房室束→左右束支→浦肯野纤维网→心室肌。

2）特点：房室交界区传导速度极慢（0.02m/s）→房室延搁（意义：使得房室不同步收缩）。

（4）收缩性：其特点：①对胞外 Ca^{2+} 依赖性大。②不发生强直收缩。③同步收缩。

5. 心电图　在心动周期中，心脏兴奋产生和传导时的电变化可传到身体表面。用心电图机记录出来的心脏电变化曲线，称为心电图。心电图中每一横格表示时间为 0.04s，每一纵格表示电压为 0.1mV。正常心电图的波形及重要间期或时段的生理意义见表 4-5。

表 4-5　心电图各波和段（期）的意义及正常值

波形	生理意义	时间 /s	波幅 /mV
P 波	两心房的去极化过程	0.08 ～ 0.11	≤0.25
QRS 波群	两心室的去极化过程	0.06 ～ 0.10	不定（变化较大）
PR 间期	房室传导时间（P 波起点到 QRS 波群起点）	0.12 ～ 0.20	—
T 波	两心室的复极化过程	0.05 ～ 0.25	0.1 ～ 0.8
QT 间期	两心室开始去极化至完全复极化所经历的时间	0.36 ～ 0.44	—
ST 段	两心室完全处于去极化状态，无电位差，平基线	0.05 ～ 0.15	基线水平

【同步练习】

A1 型题

1. 关于肺循环的途径，正确的是
    A. 右心室—肺动脉—肺毛细血管—肺静脉—左心房
    B. 右心室—肺静脉—肺毛细血管—肺动脉—左心房
    C. 左心室—肺静脉—肺毛细血管—肺动脉—右心房
    D. 左心室—肺动脉—肺毛细血管—肺静脉—右心房
    E. 右心室—肺动脉—奇静脉—肺静脉—左心房

2. 窦性心动过缓是指心率小于
    A. 40次 /min
    B. 50次 /min
    C. 60次 /min
    D. 70次 /min
    E. 80次 /min

3. 正常状态下一个心动周期中，收缩期与舒张期的关系是
    A. 心房收缩期长于心室收缩期
    B. 心室收缩期长于舒张期
    C. 心动周期中的舒张期长于收缩期
    D. 心室的收缩期与舒张期相等
    E. 心室舒张期长于心房舒张期

4. 一个心动周期中，心室容积最大的时期是

    A. 快速充盈期   B. 快速射血期末

    C. 心房收缩期末   D. 减慢射血期末

    E. 等容舒张期

5. 正常情况下一个心动周期中，心室血液充盈主要是由于

    A. 血液依赖地球吸引力而回流   B. 骨骼肌的挤压作用加速静脉回流

    C. 心房收缩的挤压作用   D. 心室舒张的抽吸作用

    E. 胸膜腔内负压促进静脉回流

6. **不常**用作心脏功能评价的是

    A. 心指数   B. 每搏输出量

    C. 心输出量   D. 外周阻力

    E. 射血分数

7. 当心室舒张充盈时，开放的瓣膜是

    A. 房室瓣   B. 动脉瓣

    C. 静脉瓣   D. 冠状窦瓣

    E. 室间隔瓣

8. 心输出量主要是指

    A. 每分钟心房进入心室的总血量   B. 每分钟右心房进入右心室的血量

    C. 心脏每搏动一次所泵出的血量   D. 每分钟左心室所泵出的血量

    E. 每分钟左右心室输出的总血量

9. 左心室的射血分数的正常值为

    A. 30%～40%   B. 35%～45%

    C. 45%～55%   D. 55%～65%

    E. 65%～75%

10. 正常人心率超过 180 次 /min 时，心输出量减少的原因主要是

    A. 充盈期缩短   B. 快速射血期缩短

    C. 等容收缩期缩短   D. 减慢射血期缩短

    E. 等容舒张期缩短

11. 在等容收缩期时

    A. 室内压小于房内压和动脉压   B. 房内压 < 室内压 < 动脉压

    C. 房内压 > 室内压 > 动脉压   D. 室内压大于房内压和动脉压

    E. 房内压 > 主动脉压 > 室内压

12. 正常状态下，第一心音发生在

    A. 心室收缩期，标志着心室收缩的开始

    B. 心室舒张期，标志着心室收缩的开始

    C. 心室收缩期末，标志着心室收缩结束

    D. 心房收缩期，标志着心房收缩的开始

    E. 心房舒张期，标志着心房舒张的开始

13. 心室肌动作电位0期去极化形成机制是

    A. Mg^{2+} 内流　　　　　　　B. Na^+ 内流

    C. K^+ 内流　　　　　　　　D. Ca^{2+} 内流

    E. Cl^- 内流

14. 心室肌动作电位4期恢复细胞内外离子的正常分布是靠

    A. 单纯扩散

    B. 通道易化扩散

    C. Na^+-K^+ 泵、Na^+-Ca^{2+} 泵的主动转运

    D. 载体易化扩散

    E. 细胞膜渗漏

15. 心室肌动作电位2期复极化形成机制是

    A. K^+ 内流　　　　　　　　B. Na^+ 内流

    C. K^+ 外流　　　　　　　　D. Ca^{2+} 内流和 K^+ 外流

    E. Ca^{2+} 外流

16. 心室肌细胞动作电位的主要特征是

    A. 0期去极快　　　　　　　B. 复极相分四期

    C. 形成平台期　　　　　　　D. 4期自动去极化

    E. 动作电位复杂

17. 心室肌工作细胞**不具有**

    A. 兴奋性　　　　　　　　　B. 自律性

    C. 传导性　　　　　　　　　D. 收缩性

    E. 有效不应期长

18. 生理状态下，心肌**不发生**强直收缩的主要原因是

    A. 有平台期　　　　　　　　B. 有效不应期长

    C. 动作电位时程长　　　　　D. 终池不发达

    E. 有房室延搁

19. 生理状态下,房室延搁的生理意义是

A. 使心室肌不会产生强直收缩   B. 使心房、心室不发生同步收缩

C. 使心室肌有效不应期长   D. 有利于心肌几乎同步收缩

E. 引起期前收缩

20. 心脏传导系统中,产生房室传导阻滞的部位易发生在

A. 窦房结   B. 房室束

C. 房室交界   D. 浦肯野纤维

E. 心室肌

21. 下列**不属于**心脏传导系统的是

A. 窦房结   B. 房室结

C. 房室束   D. 冠状窦

E. 左右束支

22. **不属于**心肌细胞生理特性的是

A. 兴奋性   B. 自律性

C. 传导性   D. 收缩性

E. 应激性

23. 下列心肌细胞具有自律性的为

A. 心房肌细胞   B. 心室肌细胞

C. 乳头肌细胞   D. 心内膜细胞

E. 窦房结

24. 心电图中反映心室除极的波是

A. QRS 波群   B. U 波

C. T 波   D. ST 波

E. P 波

25. 心电图上表示冲动从心房传导到心室的时间是

A. QRS 波   B. PR 间期

C. P 波   D. T 波

E. U 波

26. 代表心房肌除极电位变化的波形是

A. P 波   B. QRS 波

C. T 波   D. 小 U 波

E. 大 U 波

27. 窦性心律 PR 间期的正常范围为

    A. 0.06 ~ 0.10s   B. 0.10 ~ 0.12s

    C. 0.20 ~ 0.25s   D. 0.12 ~ 0.20s

    E. 0.25 ~ 0.30s

28. PR 间期的测量是

    A. 由 P 波起始到 QRS 波的终末   B. 由 P 波终末到 QRS 波的开始

    C. 由 P 波起始到 QRS 波的开始   D. 由 P 波终末到 QRS 波的终末

    E. 由 P 波终末到 S 波的起始

A2 型题

29. 患者，男，58 岁。因窦性心动过速入院。既往有心绞痛病史。经心电图检查心率为 130 次 /min。护士向其宣教心脏生理知识，当心室收缩射血时，应当开放的瓣膜是

    A. 动脉瓣   B. 房室瓣

    C. 静脉瓣   D. 冠状窦瓣

    E. 室间隔瓣

30. 患者，女，35 岁。因自觉心悸到医院行心电图检查。心电图结果为窦性心律、心率 125 次 /min，诊断为心律失常，此患者的心律失常为

    A. 窦性心动过缓   B. 窦性心动过速

    C. 窦性心律不齐   D. 室性期前收缩

    E. 房性期前收缩

31. 患者，男，50 岁。因心力衰竭入院，诊断为心功能 II 级。护士向其宣教，心室肌的前负荷是指

    A. 射血后心室剩余血量   B. 静脉回心血量

    C. 心室舒张末期充盈量   D. 等容舒张期血量

    E. 动脉血压

32. 患者，女，58 岁。患高血压 6 年，血压为 150/110mmHg。护士向其宣教心室肌的后负荷是指

    A. 心室舒张末期容积   B. 心室收缩末期内压

    C. 大动脉血压   D. 心房内压

    E. 静脉压

33. 患者，男，66 岁。因急性心肌梗死而住院，病情极不稳定，30h 后因休克而死亡。患者发生休克的主要原因是

A. 心律失常 　　　　　　　　　　B. 剧烈疼痛

C. 心输出量下降 　　　　　　　　D. 心脏前负荷增加

E. 心脏后负荷增加

34. 患者，女，33岁。听诊心尖部可闻及舒张期隆隆样杂音，肺动脉瓣区第二心音亢进。护士向其宣教，第二心音的产生主要是

A. 房室瓣开放 　　　　　　　　　B. 房室瓣关闭

C. 动脉瓣开放 　　　　　　　　　D. 动脉瓣关闭

E. 乳头肌及腱索的振动

35. 患者，男，42岁。因急性前壁心肌梗死入住冠心病监护治疗病房。心电监护：室性期前收缩。期前收缩之后出现代偿间歇的原因是

A. 窦房结的节律性兴奋延迟发放

B. 窦房结的节律兴奋少发一次

C. 窦房结的节律性兴奋传出速度大大减慢

D. 室性期前收缩时的有效不应期特别长

E. 窦房结的一次节律性兴奋落在室性期前收缩的有效不应期内

36. 患者，男，56岁。经心电图检查心率为128次/min。护士向其宣教相关的心脏生理知识，心肌兴奋性周期性变化的特点是

A. 去极化期长 　　　　　　　　　B. 超常期长

C. 有效不应期特别长 　　　　　　D. 相对不应期短

E. 低常期短

37. 患者，女，38岁。因窦性心动过速入院。经心电图检查心率为120次/min。护士向其宣教相关的心脏生理知识，心肌细胞中自律性最高的是

A. 心房肌 　　　　　　　　　　　B. 窦房结

C. 房室束 　　　　　　　　　　　D. 心室肌

E. 房室交界

38. 患者，女，60岁。因心律失常入院，心电监护诊断为房室传导阻滞。心肌细胞中传导最慢的是

A. 心房 　　　　　　　　　　　　B. 房室交界

C. 左右束支 　　　　　　　　　　D. 浦肯野纤维

E. 心室舒张期长于心房舒张期

39. 患者，男，58岁。因窦性心动过缓入院。经心电图检查心率为46次/min。护士向其宣教相关的生理知识，从心肌兴奋与收缩的关系看，有效不应期相当于

A. 收缩期   B. 从收缩期开始到舒张期结束

C. 从收缩期开始到舒张早期   D. 舒张期

E. 从收缩期开始到舒张期后一段时间

40. 患者,男,43岁。因间断胸闷1周,拟诊断为冠心病,检查左心室的射血分数正常值应

     A. >60%   B. >50%

     C. >40%   D. >30%

     E. >70%

41. 一名心绞痛患者问护士:"心电图能提供什么信息?"护士正确的回答是

     A. 心脏电冲动在心脏内的传导   B. 心脏的氧合作用和灌注

     C. 心室的收缩状态   D. 心脏肌肉的物理完整性

     E. 心功能

A3/A4 型题

(42~43题共用题干)患者,女,50岁。因心力衰竭入院,超声心动图检查射血分数为49%,诊断为心功能Ⅱ级。

42. 射血分数是指

     A. 每搏输出量/回心血量   B. 每搏输出量/心输出量

     C. 每搏输出量/等容舒张期容积   D. 每搏输出量/心室收缩末期容积

     E. 每搏输出量/心室舒张末期容积

43. 该患者心输出量减少,下列**不属于**影响心输出量的因素是

     A. 大动脉管壁弹性   B. 心肌收缩能力

     C. 心室舒张末期充盈量   D. 心率

     E. 动脉血压

(44~46题共用题干)患者,女,28岁。近期自感心悸气短,经心电图检查心率为120次/min,诊断为窦性心动过速。

44. 心脏活动的正常起搏点是

     A. 左心房   B. 左心室

     C. 希氏束   D. 房室结

     E. 窦房结

45. 安静时正常成年人的心率为

     A. 50~60次/min   B. 60~70次/min

     C. 80~90次/min   D. 60~100次/min

E. 100～120次/min

46. 该患者的心动周期为

A. 0.9s

B. 0.8s

C. 0.7s

D. 0.6s

E. 0.5s

第二节　血管生理

【知识要点】

1. 各类血管的功能特点　根据其结构和功能的不同,对血管分类见表4-6。

表4-6　血管的功能分类及功能特点

功能分类	分布	管壁特点	生理意义
弹性储器血管	主动脉肺动脉	管壁厚、富含弹性纤维,具有较大的弹性和可扩张性	使心室的间断射血变成血管中的连续血流,缓冲动脉血压变化幅度
分配血管	中动脉	平滑肌较多,收缩性强	分配输送组织器官血流量
阻力血管	小动脉、微动脉	平滑肌含量丰富,收缩性强,口径小且易变,阻力大	产生外周阻力,对动脉血压的形成与维持有重要的作用
交换血管	毛细血管	管壁薄具有通透性	血液与组织进行物质交换
容量血管	静脉	管壁薄、口径大、易扩张	容纳60%～70%的循环血量

2. 血流阻力与血压

(1)血流阻力

1)来源:血液内部分子的摩擦和血液与管壁的摩擦。

2)影响因素:在生理条件下,最主要因素是血管口径。

3)器官血流量的调节:主要是通过控制各器官阻力血管的口径实现的。

(2)血压

1)概念:血管内流动的血液对单位面积血管壁的侧压力。

2)血压变化:主动脉压力最高,动脉血压＞毛细血管血压＞静脉血压。血压的下降幅度与该段血管对血流阻力的大小成正比。微动脉段的血流阻力最大,血压降幅也最显著。压力差是推动血液流动的直接动力。决定外周血流情况最主要的因素是动静脉系统的压力差和阻力。

3. 动脉血压和动脉脉搏

（1）动脉血压

1）概念

动脉血压：血液对单位面积动脉管壁的侧压力。

收缩压：心室收缩，动脉血压上升到最高值。

舒张压：心室舒张，动脉血压下降到最低值。

脉压：收缩压与舒张压之差。

平均动脉压：一个心动周期中每一瞬间动脉血压的平均值，约等于舒张压 + 1/3 脉压。

2）测量部位：上臂（肱动脉）。

3）记录方式：收缩压 / 舒张压 mmHg，例如 120/80mmHg。

4）理想值：我国健康青年人在安静时，收缩压为 100 ~ 120mmHg，舒张压为 60 ~ 80mmHg，脉压为 30 ~ 40mmHg。动脉血压因年龄、性别、身体功能状态及时间的不同略有差异。

5）相对稳定的生理意义：推动血液循环和保证各器官血液供应的必要条件。

6）形成条件

前提条件：足够的血液充盈。

根本条件：心肌收缩射血产生的动力和血流时遇到的外周阻力。

缓冲作用：主动脉和大动脉管壁的弹性。

7）影响因素

每搏输出量：每搏输出量↑→心脏收缩期射入 A 血量↑→管壁侧压力↑→收缩压↑（明显），反之血压降低。每搏输出量是影响收缩压最重要的因素，收缩压的高低主要反映每搏输出量的多少。

心率：心率↑→心脏舒张期↓→流向外周血量↓→管壁侧压力↑→舒张压↑（明显），反之血压降低。心率的快慢主要影响舒张压。

外周阻力：外周阻力↑→心脏舒张期血流速度↓→心脏舒张期末动脉存留血量↑→管壁侧压力↑→舒张压↑（明显），反之血压降低。外周阻力是影响舒张压最重要的因素，舒张压的高低主要反映外周阻力的大小。

大动脉管壁弹性：大动脉弹性↓→缓冲收缩压、舒张压→收缩压↑（明显）、舒张压↓→脉压↑。主动脉和大动脉管壁的弹性作用可缓冲动脉血压的波动，起到减小脉压的作用。老年人因大动脉硬化,管壁弹性减退,对动脉血压的缓冲作用减弱,故收缩压升高,舒张压降低,脉压显著增大。

循环血量和血管容积:①大失血→循环血量↓→动脉血压↓。②过敏性休克→血管容积↑→动脉血压↓。生理情况下,循环血量与血管容积相适应,使血管保持一定的充盈度,维持正常血压。

(2)动脉脉搏:正常人的脉率与心率是一致的,通常以脉率的快慢来反映心率的快慢。临床上测量脉搏的首选部位是桡动脉,也是中医触诊部位。

4. 静脉血压与静脉血流

(1)静脉血压

1)概念

外周静脉压:各器官或肢体的静脉血压。

中心静脉压:右心房和胸腔内大静脉的血压。

2)中心静脉压正常值:$0.049 \sim 0.118$kPa($4 \sim 12$cmH$_2$O)。

3)影响中心静脉压高低的因素:心脏射血能力和静脉回心血量。①心室射血能力强,右心房充盈不足,静脉回心血量减少(如血量不足或静脉回流障碍),中心静脉压降低;②心室射血能力减弱(如右心衰竭),静脉回心血量增多(如输血、输液过多、过快),心脏不能及时将回心的血液泵出,中心静脉压升高。

4)测定中心静脉压可反映静脉回心血量和心脏的功能状态,临床上可作为控制补液量、补液速度及心功能监护的指标。

(2)影响静脉回心血量的因素

体循环平均充盈压:循环系统平均充盈压↑→静脉回心血量↑;反之静脉回心血量↓。

心肌收缩能力:心肌收缩能力↑→每搏输出量↑→心房、大静脉抽吸力↑→中心静脉压↓→静脉回流↑;反之静脉回流↓。

重力和体位:当身体处于平卧位时,重力对静脉回心血量的影响不大。当身体由卧位(蹲位)突然站立→重力作用→心脏水平以下静脉扩张→血液滞留→静脉回心血量↓→心输出量减少、血压下降→引起脑、视网膜供血不足→头晕、眼前发黑→直立性低血压。

骨骼肌的挤压作用:骨骼肌收缩→静脉血压↑→远心端静脉瓣关闭→近心端静脉瓣开放→静脉回流↑;反之静脉回流↓。

呼吸运动:吸气→胸膜腔内负压↑→中心静脉压↓→静脉回流↑;反之静脉回流↓。

5. 微循环 是指微动脉与微静脉之间的血液循环。微循环的通路和功能见表 4-7。

表 4-7 微循环的通路和功能

通路	血流主要途径	开放情况	生理功能
迂回通路	微动脉→后微动脉→毛细血管前括约肌→真毛细血管网→微静脉	交替开放	物质交换
直捷通路	微动脉→后微动脉→通血毛细血管→微静脉	经常开放	保证回心血量
动静脉短路	微动脉→动静脉吻合支→微静脉	必要时开放	调节体温

6. 组织液生成与淋巴回流

（1）组织液生成和回流

1）有效滤过压 =（毛细血管血压 + 组织液胶体渗透压）-（血浆胶体渗透压 + 组织液静水压）。

2）组织液生成：毛细血管动脉端（有效滤过压大于 0）。

3）组织液回流：毛细血管静脉端（90% 回流），毛细淋巴管（10% 回流）经淋巴循环回流入血。

（2）影响组织液生成和回流的因素

1）毛细血管血压：毛细血管血压↑→有效滤过压↑→组织液生成↑→水肿。右心衰竭→每搏输出量↓→中心静脉压↑→静脉回流受阻→部分血液淤滞在外周静脉→毛细血管血压↑→全身性水肿（肝、脾水肿发生较早）。左心衰竭→肺静脉回流受阻→肺毛细血管血压↑→肺水肿。

2）血浆胶体渗透压：血浆胶体渗透压↓→有效滤过压↑→组织液生成↑→水肿。某些肾脏疾病使血浆蛋白随尿排出；肝脏疾病使蛋白质合成减少；当营养不良时，蛋白质摄入过少等因素均可使血浆蛋白含量减少，血浆胶体渗透压降低引起水肿。

3）毛细血管壁的通透性：在生理情况下，蛋白质难以通过毛细血管壁。但在炎症、烧伤、过敏等情况下，毛细血管通透性异常增高，部分血浆蛋白渗出，导致局部组织液胶体渗透压升高，有效滤过压增大，引起组织水肿。

4）淋巴回流：在生理情况下，人体约有 10% 的组织液经淋巴管回流入血液。如肿瘤压迫或丝虫病时，可阻塞淋巴管，使淋巴回流受阻，引起水肿。

（3）淋巴循环的生理意义：①回收蛋白质；②运输脂肪及其他营养物质；③调节体液平衡；④防御和免疫功能。

A1 型题

1. 容量血管是指

    A. 大动脉   B. 大动脉和中动脉

    C. 小动脉和微动脉   D. 毛细血管

    E. 静脉

2. 交换血管是指

    A. 大动脉   B. 微动脉

    C. 通血毛细血管   D. 真毛细血管

    E. 微静脉

3. 小动脉、微动脉能在各种血管活性物质的作用下收缩和舒张,改变外周血管的阻力,又称为

    A. 阻力血管   B. 收缩血管

    C. 容量血管   D. 功能血管

    E. 舒张血管

4. 当血压的降落最大时,血液流过的是

    A. 主动脉和大动脉   B. 小动脉和微动脉

    C. 毛细血管   D. 微静脉和小静脉

    E. 大静脉和上、下腔静脉

5. 影响血流阻力的最主要因素是

    A. 血管的长度   B. 血管的直径

    C. 血液黏滞度   D. 心率

    E. 血管的弹性

6. 在循环系统中,血液压力最高的部位为

    A. 主动脉   B. 小动脉

    C. 毛细血管   D. 小静脉

    E. 右心房

7. 老年人的脉压较青年人大,主要是由于老年人的

    A. 循环血量较少   B. 心输出量较小

    C. 小动脉弹性降低   D. 主动脉和大动脉弹性降低

    E. 心输出量较大

8. 测量脉搏的首选部位是

    A. 颞动脉   B. 颈动脉

    C. 肱动脉   D. 桡动脉

    E. 足背动脉

9. 正常情况下,中心静脉压的高低取决于

    A. 血管容量和循环血量   B. 动脉血压和静脉血压

    C. 外周静脉压和心室内压   D. 心脏射血能力和静脉回心血量

    E. 心脏射血能力和外周阻力

10. 当中心静脉压小于 $2 \sim 5cmH_2O$ 时,常提示的是

    A. 右心房充盈过多或血容量过多   B. 左心房充盈过多或血容量过多

    C. 左心房充盈不佳或血容量不足   D. 右心房充盈不佳或血容量不足

    E. 血容量过多

11. 促使静脉血回流心脏的因素**不包括**

    A. 心肌收缩能力   B. 骨骼肌的挤压作用

    C. 重力和体位   D. 呼吸运动

    E. 有深浅静脉与动脉伴行

12. 人由平卧位突然站立时,有时会感头昏眼黑,这是由于

    A. 外周阻力降低,动脉血压升高   B. 静脉回流不足,动脉血压降低

    C. 心功能降低,心输出量减少   D. 动脉血压突然升高

    E. 心率加快,心输出量增多

13. 微循环中参与体温调节的主要是

    A. 毛细血管前括约肌   B. 真毛细血管

    C. 迂回通路   D. 直捷通路

    E. 动静脉短路

14. 微循环具有营养功能的通路是

    A. 直捷通路   B. 动静脉短路

    C. 迂回通路   D. 淋巴回路

    E. 微静脉

15. 有效滤过压等于

    A. (毛细血管血压 + 组织液胶体渗透压)-(血浆胶体渗透压 + 组织液静水压)

    B. (毛细血管血压 + 血浆胶体渗透压)-(组织液胶体渗透压 + 组织液静水压)

    C. (毛细血管血压 + 组织液胶体渗透压)+(血浆胶体渗透压 - 组织液静水压)

D.（毛细血管血压＋组织液静水压）+（组织液胶体渗透压－血浆胶体渗透压）

E.（毛细血管血压－组织液胶体渗透压）+（血浆胶体渗透压－组织液静水压）

16. 组织液的生成主要取决于

    A. 有效滤过压　　　　　　　　　B. 毛细血管血压

    C. 血浆胶体渗透压　　　　　　　D. 组织液胶体渗透压

    E. 淋巴回流

17. 下列因素中可使组织液生成增加的是

    A. 毛细血管血压升高　　　　　　B. 组织液胶体渗透压降低

    C. 血浆胶体渗透压升高　　　　　D. 组织液静水压升高

    E. 毛细血管血压下降

18. 下列因素中可使组织液生成减少的是

    A. 血浆胶体渗透压升高　　　　　B. 毛细血管血压升高

    C. 淋巴回流受阻　　　　　　　　D. 右心衰竭，静脉回流受阻

    E. 血浆蛋白丢失，血浆胶体渗透降低

19. 关于淋巴回流的叙述，下列**错误**的是

    A. 回收蛋白质　　　　　　　　　B. 运输吸收的脂肪

    C. 清除细菌　　　　　　　　　　D. 调节血管内外的水分交换

    E. 回流约 10% 的组织液

A2 型题

20. 患者，女，59 岁。患高血压多年，血压为 155/105mmHg。护士向其宣教正常机体内影响外周阻力的主要因素是

    A. 血液黏滞度　　　　　　　　　B. 微静脉口径

    C. 血管长度　　　　　　　　　　D. 小动脉和微动脉口径

    E. 骨骼肌收缩对血管的挤压作用

21. 患者，女，68 岁。患高血压多年，血压为 160/100mmHg。护士向其宣教动脉血压相对稳定的意义是

    A. 保持血管充盈　　　　　　　　B. 保持足够的静脉回流

    C. 防止血管硬化　　　　　　　　D. 保证器官的血液供应

    E. 减轻心肌的前负荷

22. 患者，女，58 岁。患高血压 6 年，血压为 155/100mmHg。护士向其宣教形成动脉血压的前提条件是

    A. 足够的循环血量　　　　　　　B. 心脏前负荷

C. 心脏收缩做功
D. 外周阻力
E. 大动脉的弹性升高

23. 患者,女,60岁。患高血压 8 年,血压为 150/100mmHg。护士向其宣教影响舒张压的主要因素是

　　A. 心输出量
　　B. 外周阻力
　　C. 大动脉弹性
　　D. 静脉回心血量
　　E. 循环血量与血管系统容积的比例

24. 患者,女,59岁。患高血压 6 年,血压为 160/105mmHg。护士向其宣教正常机体内外周阻力和心率不变而每搏输出量增大时,动脉血压的变化主要是

　　A. 收缩压明显升高
　　B. 舒张压明显升高
　　C. 收缩压和舒张压等量升高
　　D. 收缩压升高,舒张压降低
　　E. 收缩压不变

25. 患者,男,60岁。患高血压 8 年,因与家人生气突然感觉心跳加快、头晕。护士为其测量血压后,向其宣教每搏输出量和外周阻力不变而心率加快时动脉血压的变化主要是

　　A. 收缩压升高
　　B. 舒张压升高
　　C. 收缩压降低,舒张压升高
　　D. 收缩压升高,舒张压降低
　　E. 收缩压不变

26. 患者,女,70岁。患扩张型心肌病伴慢性右心衰竭 6 年。该患者中心静脉压升高的原因是

　　A. 血管容量增加
　　B. 静脉回心血量减少
　　C. 循环血量减少
　　D. 心脏射血能力减弱
　　E. 静脉回流速度减慢

27. 患者,女,32岁。患下肢浅静脉曲张,护士向其宣教**不能**促使静脉血回流增加的因素是

　　A. 心脏泵血功能加强
　　B. 由立位变为卧位
　　C. 加强骨骼肌的活动
　　D. 加强呼吸运动
　　E. 心肌收缩能力减弱

28. 患者,女,60岁。护士对其健康指导,服用降压药物后起床或改变体位时动作缓慢的目的是

　　A. 预防直立性低血压
　　B. 预防高血压脑病
　　C. 预防高血压危象
　　D. 预防颅内压增高

E. 预防血压增高

29. 患儿，男，2岁半。重度营养不良入院。该病儿发生水肿的主要原因是

    A. 血浆胶体渗透压降低   B. 毛细血管血压升高

    C. 组织液静水压降低   D. 组织液胶体渗透压降低

    E. 毛细血管，微静脉管壁通透性增加

30. 患者，男，45岁。尿蛋白(++++)全身水肿1个月，测得血压为160/100mmHg，引起其水肿最主要的因素为

    A. 肾小球滤过率下降   B. 血浆胶体渗透压下降

    C. 继发性醛固酮增多   D. 抗利尿激素增多

    E. 内分泌系统失调

31. 患者，男，22岁。因丝虫病入院。护士向其宣教引起下肢水肿的原因是

    A. 血管胶体渗透压降低   B. 毛细血管通透性增高

    C. 组织液静水压降低   D. 淋巴回流受阻

    E. 毛细血管血压升高

32. 患者，男，50岁。肝硬化病史6年。近1个月来出现肝脏进行性肿大且持续性肝区疼痛，双下肢水肿。该患者发生组织水肿的原因是

    A. 毛细血管血压升高   B. 血浆胶体渗透压降低

    C. 组织液胶体渗透压增高   D. 淋巴回流受阻

    E. 毛细血管通透性增加

33. 患者，女，16岁。在家里做饭时，将热汤洒在了自己脚上，导致了烧伤后水肿，烧伤后水肿的主要原因是

    A. 毛细血管血压升高   B. 血浆胶体渗透压降低

    C. 组织液胶体渗透压增高   D. 淋巴回流受阻

    E. 毛细血管通透性增高

34. 某同学去观看花卉展览后脸部出现水肿、皮肤瘙痒等症状，导致水肿的主要原因是

    A. 血管胶体渗透压降低   B. 毛细血管通透性增高

    C. 组织液静水压降低   D. 淋巴回流受阻

    E. 毛细血管血压升高

A3/A4 型题

(35～36题共用题干)患者，男，65岁。患高血压多年，因突感头疼、头晕不适就医。

35. 护士为其进行血压测量正确的部位是

    A. 颈动脉   B. 肱动脉

    C. 尺动脉   D. 桡动脉

    E. 股动脉

36. 护士为其进行血压测量正确的记录是

    A. 100/170mmHg   B. 170/100mmHg

    C. 100mmHg/170mmHg   D. 170mmHg/100mmHg

    E. 170/100

（37～38题共用题干）患者，男，48岁。由卧位突然站立时出现晕倒入院，查体：面色及口唇发绀，颈静脉怒张，肝大和双下肢水肿，血压：90/60mmHg，中心静脉压：20cmH_2O。诊断为右心功能衰竭。

37. 该患者双下肢水肿是由于

    A. 血浆胶体渗透压升高   B. 毛细血管血压升高

    C. 毛细血管通透性增加   D. 血浆胶体渗透压降低

    E. 有效滤过压下降

38. 该患者中心静脉压升高是由于

    A. 血容量过多   B. 血容量不足

    C. 心脏射血能力增强   D. 心功能减弱

    E. 外周阻力增加

第三节　心血管活动的调节

【知识要点】

1. 神经调节

（1）心血管中枢：基本中枢在延髓。

（2）心血管的神经支配和作用

1）心脏的神经支配：受心交感神经和心迷走神经双重支配。

心交感神经↑→节后纤维释放去甲肾上腺素→与心肌膜上 β_1 受体结合→心率↑、传导性↑、心肌收缩能力↑→心输出量↑→血压↑。

β受体阻滞剂，如普萘洛尔等，可阻断心交感神经对心脏的兴奋作用。

心迷走神经↑→节后纤维释放乙酰胆碱→与心肌膜上 M 受体结合→心率↓、房室传导速度↓、心房肌收缩力↓→心输出量↓→血压↓。

M 受体阻滞剂，如阿托品，可阻断迷走神经对心脏的抑制作用。

2）血管的神经支配

交感缩血管神经纤维↑→节后纤维释放去甲肾上腺素→与血管平滑肌上的 α 受体结合→血管平滑肌收缩→外周阻力↑→血压↑。

体内大多数血管仅受交感缩血管神经纤维的单一神经支配。

交感舒血管神经纤维↑→节后纤维释放乙酰胆碱→与血管平滑肌 M 受体结合→骨骼肌血管舒张→血流量↑，以适应骨骼肌活动时血流量增加的需要。

副交感舒血管神经纤维↑→节后纤维释放乙酰胆碱→与血管平滑肌的 M 受体结合→脑膜、唾液腺、胃肠外分泌腺和外生殖器等器官的血管舒张和局部血流量↑。

（3）心血管活动的反射性调节

1）颈动脉窦和主动脉弓压力感受性反射：对波动在 $60 \sim 180 mmHg$ 范围内的快速血压变化较为敏感，对缓慢的血压变化不敏感。压力感受性反射属于负反馈调节。

2）颈动脉体和主动脉体化学感受性反射：加快呼吸。

3）心血管反射的生理意义：维持动脉血压相对稳定，调配各器官的血流量，使心血管活动能与机体各种功能状态相适应。

2. 体液调节

（1）全身性体液调节

1）肾上腺素和去甲肾上腺素：其对心脏和血管、外周阻力、血压等的影响见表 4-8。

表 4-8　肾上腺素和去甲肾上腺素作用的异同点

项目	肾上腺素	去甲肾上腺素
选择受体	α、$β_1$、$β_2$ 受体	α 受体，其次才是 $β_1$ 受体
心脏	心率加快、心肌收缩能力加强	心率减慢（压力感受性反射效应）
血管	皮肤、肾、胃肠道血管收缩，骨骼肌血管及冠状血管舒张	冠状动脉舒张，其他血管（尤其是小血管）收缩
外周阻力	变化不大	增大
血压	升高	明显（尤其是舒张压）升高
临床应用	强心药（心脏复苏首选）	升压药

2）肾素－血管紧张素－醛固酮系统

血管紧张素Ⅱ的作用：①使全身微动脉、静脉收缩，血压升高，回心血量增多；②增加交感缩血管纤维递质释放量；③使交感缩血管中枢紧张；④刺激肾上腺素合成和释放醛固酮；⑤引起或增强渴觉，导致饮水行为。

（2）局部性体液调节

1）激肽、组胺、前列环素等组织细胞分泌的化学物质，通过对血管的作用，调节局部器官的血流量。

2）组织器官活动增强时，CO_2、H^+、乳酸等代谢产物增加，引起微动脉和毛细血管前括约肌舒张，局部血流量增加。

【同步练习】

1. 心交感神经兴奋时
   A. 心肌收缩能力减弱
   B. 房室传导速度减慢
   C. 心输出量减少
   D. 血压下降
   E. 心率加快

2. 心迷走神经兴奋时
   A. 心率加快，传导加快
   B. 心率减慢，传导减慢
   C. 心肌收缩能力增强
   D. 心输出量增多
   E. 血压升高

3. 关于心交感神经兴奋时的作用，**不正确**的描述是
   A. 血压下降
   B. 心肌收缩能力增强
   C. 窦性心律加快
   D. 房室传导速度加快
   E. 心输出量增多

4. 在生理状态下，支配全身血管舒缩、调节动脉血压的主要传出神经纤维是
   A. 交感缩血管纤维
   B. 交感舒血管纤维
   C. 副交感舒血管纤维
   D. 迷走神经
   E. 肽能神经

5. 心血管活动的基本中枢位于
   A. 大脑皮质
   B. 脊髓
   C. 延髓
   D. 下丘脑
   E. 脑干

6. 交感缩血管神经节后纤维末梢释放的递质是

    A. 血管紧张素   B. 乙酰胆碱

    C. 去甲肾上腺素   D. 肾上腺素

    E. 血管升压素

7. 心脏复苏首选药物是

    A. 肾上腺素   B. 利多卡因

    C. 阿托品   D. 异丙肾上腺素

    E. 氯化钙

8. 心迷走神经末梢释放的递质是

    A. 缓激肽   B. 乙酰胆碱

    C. 去甲肾上腺素   D. 肾上腺素

    E. 血管升压素

9. 心交感神经末梢释放的递质是

    A. 肾素   B. 乙酰胆碱

    C. 去甲肾上腺素   D. 肾上腺素

    E. 血管紧张素

10. 压力感受性反射的生理意义

    A. 降低动脉血压   B. 升高动脉血压

    C. 维持动脉血压相对恒定   D. 抑制心脏

    E. 扩张血管

答案及解析

第一节 心脏生理

1. A   2. C   3. C   4. C   5. D   6. D   7. A   8. D   9. D

10. A   11. B   12. A   13. B   14. C   15. D   16. C   17. B   18. B

19. B   20. C   21. D   22. E   23. E   24. A   25. B   26. A   27. D

28.   29. A   30. B   31. C   32. C   33. C   34. D   35. E   36. C

37. B   38. B   39. C   40. B   41. A   42. E   43. A   44. E   45. D

46. E

29. 正确答案：A

解析：射血期特点为动脉瓣开放、房室瓣关闭。

30. 正确答案：B

解析：安静状态下成年人心率超过 100 次 /min，称为心动过速。

31. 正确答案：C

解析：前负荷是指心室肌收缩前所承受的负荷，即心室舒张末期的容积，就是心室舒张末期充盈量。

32. 正确答案：C

解析：后负荷是指心室收缩射血时所遇到的阻力，即动脉血压。

33. 正确答案：C

解析：急性心肌梗死使心输出量明显减少，可导致血压下降引起休克。

34. 正确答案：D

解析：第二心音主要由心室舒张时动脉瓣关闭引起。

35. 正确答案：E

解析：紧接在期前兴奋后的一次窦房结兴奋传到心室时，恰好落在期前收缩的有效不应期内，则不能引起心室兴奋和收缩，出现的一段较长的心室舒张期，称为代偿间歇。

36. 正确答案：C

解析：心肌兴奋性周期性变化的最大特点是有效不应期特别长，相当于整个收缩期和舒张早期。

37. 正确答案：B

解析：正常情况下，窦房结的自律性最高，约 100 次 /min。

38. 正确答案：B

解析：房室交界区传导速度最慢，结区仅为 0.02m/s，耗时 0.1s。

39. 正确答案：C

解析：兴奋性特点为有效不应期长，相当于整个收缩期和舒张早期。

40. 正确答案：B

解析：正常成人射血分数为 55%～65%。

41. 正确答案：A

解析：心电图可反映心脏兴奋产生、传导和恢复过程中生物电的变化。

42. 正确答案：E

解析：射血分数为每搏输出量占心室舒张末期容积的百分比。

43. 正确答案：A

解析：影响心输出量的因素包括心室肌的前负荷、后负荷、心肌收缩能力和心率。

44. 正确答案：E

解析：正常心脏的节律性活动，受自律性最高的窦房结所控制，故窦房结是心脏活动的正常起搏点。

45. 正确答案：D

解析：安静状态下，正常成年人心率为 60～100 次/min，平均 75 次/min。

46. 正确答案：E

解析：心动周期＝60s/心率。本题中计算 60s÷120＝0.5s。

第二节　血管生理

1. E	2. D	3. A	4. B	5. B	6. A	7. D	8. D	9. D
10. D	11. E	12. B	13. E	14. C	15. A	16. A	17. A	18. A
19. D	20. D	21. D	22. A	23. B	24. A	25. B	26. D	27. E
28. A	29. A	30. B	31. D	32. B	33. E	34. B	35. B	36. B
37. B	38. D							

20. 正确答案：D

解析：血管半径是影响血流阻力的最主要因素。在各类血管中，外周的小动脉和微动脉是产生血流阻力的主要部位，因而此处的血流阻力又称为外周阻力。

21. 正确答案：D

解析：动脉血压的相对稳定是推动血液循环和保证各器官血液供应的必要条件。

22. 正确答案：A

解析：在封闭的心血管系统内，足够的血液充盈是形成动脉血压的前提条件。

23. 正确答案：B

解析：外周阻力是影响舒张压最重要的因素，舒张压的高低主要反映外周阻力的大小。

24. 正确答案：A

解析：每搏输出量↑→心脏收缩期射入 A 血量↑→管壁侧压力↑→收缩压↑（明显）。每搏输出量是影响收缩压最重要的因素，收缩压的高低主要反映每搏输出量的多少。

25. 正确答案：B

解析：心率↑→心脏舒张期↓→流向外周血量↓→管壁侧压力↑→舒张压↑（明显），心率的快慢主要影响舒张压。

26. 正确答案：D

解析：若心室射血能力减弱（如右心衰竭），静脉回心血量不能及时射入肺动脉，中心静脉压升高。该患者患扩张型心肌病伴慢性右心衰竭 6 年。

27. 正确答案：E

解析：心肌收缩能力↓→每搏输出量↓→对心房和大静脉抽吸↓←中心静脉压↑→静脉回流↓。

28. 正确答案：A

解析：当身体由卧位突然改为直立时，因重力作用，心脏平面以下部位的静脉扩张，造成大量血液滞留，使静脉回心血量减少，导致心输出量减少和血压下降，可引起脑、视网膜一时供血不足，出现头晕、眼前发黑等现象，称为直立性低血压。指导患者起床或改变体位、姿势时，特别是从卧位、坐位起立时动作宜缓慢，预防直立性低血压。

29. 正确答案：A

解析：当营养不良时蛋白质摄入过少，可使血浆蛋白含量减少，血浆胶体渗透压降低，有效滤过压增大，组织液生成增多引起水肿。

30. 正确答案：B

解析：某些肾脏疾病使血浆蛋白随尿排出，可使血浆蛋白含量减少，血浆胶体渗透压降低，有效滤过压增大，组织液生成增多引起水肿。该患者尿蛋白(++++)、血浆蛋白随尿排出，使血浆蛋白含量减少。

31. 正确答案：D

解析：人体约有 10% 的组织液经淋巴管回流入血液。当丝虫病时，可阻塞淋巴管，使淋巴回流受阻，出现水肿。

32. 正确答案：B

解析：肝硬化使蛋白质合成减少，使血浆蛋白含量减少，血浆胶体渗透压降低，有效滤过压增大，组织液生成增多引起水肿。

33. 正确答案：E

解析：烧伤使毛细血管通透性异常增高，部分血浆蛋白渗出，导致局部组织液胶体渗透压升高，有效滤过压增大，引起组织水肿。

34. 正确答案：B

解析：过敏导致毛细血管通透性异常增高，部分血浆蛋白渗出，导致局部组织液胶体渗透压升高，有效滤过压增大，引起组织水肿。

35. 正确答案：B

解析：临床上常将在上臂测得的肱动脉压代表主动脉压。

36. 正确答案：B

解析：临床上动脉血压的习惯记录方式为收缩压 / 舒张压 mmHg，例如 120/80mmHg。

37. 正确答案: B

解析: 当右心衰竭时, 每搏输出量减少, 中心静脉压升高, 静脉回流受阻, 部分血液淤滞在外周静脉, 使毛细血管血压升高, 组织液生成增多, 可引起全身性水肿。

38. 正确答案: D

解析: 心室射血能力减弱(如右心衰竭), 心脏不能及时将回心的血液泵出, 中心静脉压升高。

第三节　心血管活动的调节

1. E　　2. B　　3. A　　4. A　　5. C　　6. C　　7. A　　8. B　　9. C　

10. C

（程兆东）

第五章 | 呼 吸

【常考知识点】

　　本章常考的知识点：①呼吸的概念及三个环节；②掌握肺通气的动力和阻力；③胸膜腔内负压形成的原理、正常值和生理意义；④肺通气过程与肺内压的周期性变化；⑤肺泡表面活性物质的来源、作用和生理意义；⑥肺通气量和肺泡通气量主要指标的概念及生理意义；⑦影响肺换气的因素；⑧ O_2、CO_2 在血液中运输的主要形式；⑨呼吸运动的调节方式；⑩血液中 PCO_2、PO_2 和 [H^+] 变化对呼吸运动的调节。

【知识要点】

　　1. 呼吸　是机体组织细胞与外界环境之间进行的气体交换过程。
　　2. 呼吸的三个环节
　　（1）外呼吸：肺通气和肺换气两个过程。
　　（2）气体在血液中的运输。
　　（3）内呼吸：又称为组织换气。

第一节　肺　通　气

【知识要点】

　　1. 肺通气　是指气体经呼吸道进出肺泡的过程。
　　2. 肺通气的动力
　　（1）直接动力：肺内压与外界大气压之间的压力差。
　　（2）原动力：呼吸运动。

3. 呼吸运动 包括吸气运动和呼气运动。

（1）呼吸肌：吸气肌和呼气肌。吸气肌有膈肌和肋间外肌，此外还有斜角肌、胸锁乳突肌等辅助吸气肌；呼气肌主要有肋间内肌和腹肌。

（2）呼吸方式：平静呼吸和用力呼吸两种方式。

1）平静呼吸：安静状态下的呼吸运动称为平静呼吸，每分钟为12～18次。吸气运动主要由膈肌和肋间外肌收缩实现的，是主动过程。呼气运动由膈肌和肋间外肌舒张所致，是被动过程。吸气运动和呼气运动的胸廓变化见图5-1。

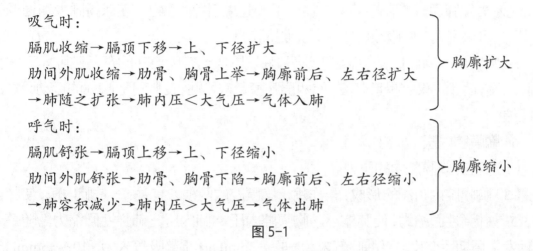

图 5-1

2）用力呼吸：又称深呼吸。吸气运动除膈肌和肋间外肌收缩外，辅助吸气肌也参与收缩，用力呼吸的吸气运动和呼气运动都是主动过程见表5-1。

表 5-1 参与平静呼吸与用力呼吸的呼吸肌与呼吸特点

呼吸方式	呼吸过程	吸气肌	辅助吸气肌	呼气肌	特点
平静呼吸	吸气	收缩	舒张	舒张	主动
	呼气	舒张	舒张	舒张	被动
用力呼吸	吸气	收缩	收缩	舒张	主动
	呼气	舒张	舒张	收缩	主动

（3）呼吸形式：胸式呼吸、腹式呼吸、混合式呼吸3种形式。

1）胸式呼吸：以肋间外肌舒缩活动为主，胸壁的起伏明显。如妊娠晚期、大量腹水、胃肠胀气、腹膜炎等，表现为胸式呼吸为主。

2）腹式呼吸：以膈肌舒缩活动为主，腹壁的起伏明显。如婴幼儿（胸廓不发达），胸腔积液、肋骨骨折、胸膜炎等，表现为腹式呼吸为主。

3）混合式呼吸：一般情况下，正常成年人多呈混合式呼吸。

4. 肺内压　肺内压是指肺泡内的压力，可随呼吸运动发生周期性变化。

（1）吸气初时，肺内压下降，低于大气压 $1\sim2mmHg$，外界气体入肺。

（2）吸气末时，肺内压等于大气压，吸气停止。

（3）呼气初时，肺回缩，肺内压升高，高于大气压 $1\sim2mmHg$，气体出肺。

（4）呼气末时，肺内压等于大气压，呼气停止。

呼吸运动过程中肺内压的这种周期性的变化，造成肺内压与大气压之间的压力差，成为实现肺通气的直接动力。临床上一旦患者呼吸停止，在保持呼吸道通畅的前提下，可采用人工呼吸或呼吸机，以维持肺通气。

5. 胸膜腔　胸膜腔是由胸膜壁层和脏层围成的密闭潜在的负压腔隙。正常胸膜腔内没有气体，仅有少量浆液，使两层胸膜紧密相贴，使肺可随胸廓的运动而扩张和回缩。

6. 胸膜腔内压

（1）概念：胸膜腔内的压力。

（2）胸膜腔内负压的形成：与作用于胸膜腔的两种力有关：一是肺内压，使肺扩张；二是肺弹性回缩力，使肺缩小。胸膜腔内压 = 肺内压 − 肺弹性回缩力。随呼吸运动发生周期性变化。平静呼气末为 $-5\sim-3mmHg$；平静吸气末为 $-10\sim-5mmHg$。当用力呼吸时，胸膜腔内压可有大幅度地增加。

（3）胸膜腔负压的生理意义：①维持肺处于扩张状态，并使肺能随胸廓的运动而舒张收缩。②降低胸腔内大静脉、胸导管内的压力，促进静脉血和淋巴液的回流。如果胸膜受损，破坏了胸膜腔的密闭性，气体进入胸膜腔而造成气胸。气胸时胸膜腔负压减小甚至消失，肺因回缩力而萎陷（肺不张）；静脉血和淋巴液回流也受阻，导致呼吸和循环功能障碍，甚至危及生命。

7. 肺通气的阻力　包括弹性阻力和非弹性阻力。前者约占总阻力的 70%，后者约占 30%。

（1）弹性阻力：弹性阻力包括胸廓和肺的弹性阻力，主要来自肺弹性阻力。一是肺泡表面张力，约占肺弹性阻力的 2/3；二是肺组织弹性纤维产生的弹性回缩力，约占 1/3。

1）肺泡表面张力：是肺泡内表面液体分子间的吸引力，促进肺泡缩小的张力，构成肺的主要回缩力。

Ⅱ型肺泡细胞合成和分泌，主要成分是二棕榈酰磷脂酰胆碱（又称二棕榈酰卵磷脂），称为肺泡表面活性物质。其生理意义：①降低肺泡表面张力，减少肺弹性回缩力,降低肺通气阻力;②使肺泡处于扩张状态并维持其稳定性;③减少肺间质和肺内的组织液生成,防止肺水肿发生。

2)肺弹性回缩力:肺组织含弹性纤维,肺扩张时弹性纤维会产生回缩力。

(2)非弹性阻力:主要指气道阻力。气道阻力是气体进出呼吸道时所产生的摩擦力,其最主要取决于呼吸道的管径,阻力大小与呼吸道半径的四次方成反比。当支气管哮喘患者发作时,因支气管平滑肌痉挛,气道阻力明显增大,表现为呼吸困难。

8. 肺通气功能的评价指标　肺容量和肺通气量两类指标。

(1)肺容量指标

1)潮气量:平静呼吸,每次吸入或呼出的气体量。正常成人为400~600ml,平均为500ml。

2)补吸气量:平静吸气末,再尽力吸气所增加的气体量。正常成人为1 500~2 000ml。

3)补呼气量:平静呼气末,再尽力呼气所增加的气体量。正常成人为900~1 200ml。

4)残气量和功能残气量:①最大呼气末肺内残余的气体量,称为残气量。正常成人为1 000~1 500ml。②平静呼气末肺内存留的气体量,称为功能残气量。

5)肺活量:最大吸气后再尽力呼气,所能呼出的最大气体量,肺活量=潮气量+补吸气量+补呼气量。正常成年男性平均约为3 500ml,女性约为2 500ml。它反映了一次通气的最大能力,在一定程度上可作为评价肺通气功能的指标。

6)用力呼气量:又称为时间肺活量,是指一次最大吸气后再尽力尽快呼气,在一定时间内所呼出的气体量占肺活量的百分比。正常人第1s、2s、3s末分别呼出83%、96%、99%。其中第1s末意义最大,低于60%时具有病理学意义。肺弹性降低或慢性阻塞性肺疾病患者,用力呼气量可显著降低。用力呼气量是评价肺通气功能的较好指标。

7)肺总量:肺所能容纳的最大气体量,等于肺活量与残气量之和。

(2)肺通气量指标

1)肺通气量:通常为肺每分钟吸入或呼出的气体总量。肺通气量=潮气量×呼吸频率。正常成人平静呼吸时,肺通气量为6.0~9.0L/min。

2)肺泡通气量:每分钟吸入肺泡的新鲜空气量。每次吸入肺泡内的气体,包括两部分,一是鼻腔至终末细支气管之间的气体称为解剖无效腔,正常成人约为150ml;二是吸入肺泡的新鲜空气量。生理无效腔=解剖无效腔+肺泡无效腔,平静呼吸时,肺泡无效腔接近为0。肺泡通气量=(潮气量-解剖无效腔气量)×呼吸频率。真正有效的气体交换量应以肺泡通气量为准,深慢呼吸比浅快呼吸的气体交换效率高。

【同步练习】

A1 型题

1. 呼吸系统最主要的功能是
   A. 通气换气功能   B. 代谢功能
   C. 免疫功能   D. 防御功能
   E. 神经内分泌功能

2. 人体呼吸过程的环节中,**不包括**
   A. 肺通气   B. 肺换气
   C. 组织通气   D. 组织换气
   E. 气体运输

3. 呼吸运动是指
   A. 肺扩张与缩小   B. 肺内压升高与降低
   C. 胸膜腔内负压的变化   D. 呼吸肌收缩
   E. 胸廓节律性扩大和缩小

4. 肺通气的原动力是
   A. 呼吸运动   B. 跨肺压
   C. 肺扩张与回缩   D. 胸膜腔内负压
   E. 肺内压与大气压的压力差

5. 肺通气的直接动力是
   A. 呼吸肌的收缩与舒张   B. 胸廓的扩大与缩小
   C. 肺内压与大气压的压力差   D. 膈肌的升降活动
   E. 胸膜腔内负压

6. 正常成人安静时呼吸频率为
   A. 8～10 次 /min   B. 12～18 次 /min
   C. 20～25 次 /min   D. 60～80 次 /min
   E. 60～100 次 /min

7. 平静呼吸和用力呼吸的共同点是
   A. 吸气是主动的   B. 呼气是主动的

C. 吸气是被动的   D. 呼气是被动的

E. 有辅助呼气肌帮助

8. 正常成人的呼吸运动形式为

A. 混合式呼吸   B. 胸式呼吸

C. 人工呼吸   D. 腹式呼吸

E. 用力呼吸

9. 关于胸膜腔的正常解剖生理的描述，正确的是

A. 胸膜腔是由脏胸膜和壁胸膜构成

B. 胸膜腔内有少量气体

C. 吸气时负压减小

D. 胸膜腔内浆液可防止肺萎缩

E. 胸膜腔内压持续在 $-15 \sim -10cmH_2O$

10. 维持胸膜腔内负压的必要条件是

A. 胸膜腔的密闭性   B. 两层胸膜之间有浆液

C. 呼吸肌的收缩   D. 胸膜腔内压低于大气压

E. 肺内有表面活性物质

11. 胸膜腔内负压主要取决于

A. 大气压力   B. 呼吸肌收缩力

C. 肺扩张力   D. 呼吸运动

E. 肺弹性回缩力

12. 胸膜腔内压为负压，其生理意义是

A. 组成肺弹性回缩力   B. 使肺维持扩张状态

C. 降低肺泡表面张力   D. 维持肺泡稳定性

E. 不能促进淋巴液的回流

13. 肺内压等于大气压是在

A. 吸气初和呼气初   B. 吸气末和呼气末

C. 吸气初和呼气末   D. 吸气末和呼气初

E. 吸气中间时和呼气中间时

14. 肺弹性回缩力主要来自

A. 肺弹性纤维   B. 肺泡表面张力

C. 肺泡表面活性物质   D. 气道阻力

E. 呼吸肌活动

15. 肺泡表面活性物质的作用是

    A. 减小肺顺应性   B. 增加肺泡表面张力

    C. 增加肺弹性回缩力   D. 增加气道阻力

    E. 降低肺泡表面张力

16. 影响气道阻力的主要因素是

    A. 气道长度   B. 气流速度

    C. 气道半径   D. 气体溶解度

    E. 气流量

17. 有效肺通气量是指

    A. 肺活量   B. 肺泡通气量

    C. 时间肺活量   D. 肺通气量

    E. 功能余气量

18. 肺泡通气量是指

    A. 每分钟进出肺的气体量

    B. 进入肺泡能与血液进行交换的气体量

    C. 尽力吸气后所能呼出的气体量

    D. 每次吸入或呼出的气体量

    E. 无效腔的气体量

19. 呼吸道狭窄的患者,诊断意义较大的测试是

    A. 肺容量   B. 肺活量

    C. 时间肺活量   D. 潮气量

    E. 肺泡通气量

20. 肺泡通气量明显减少的是

    A. 平静呼吸   B. 浅快呼吸

    C. 深慢呼吸   D. 用力呼吸

    E. 深快呼吸

A2 型题

21. 患者,女,28 岁。孕 30 周,近期感到呼吸过程中,胸壁起伏幅度明显增大,所表现的呼吸形式主要为

    A. 平静呼吸   B. 胸式呼吸

    C. 腹式呼吸   D. 用力呼吸

    E. 混合式呼吸

22. 患者,男,29 岁。因摔伤造成肋骨骨折,呼吸方式表现明显腹式呼吸,下列描述正确的是
    A. 胸壁起伏明显
    B. 因伤造成膈肌收缩受限
    C. 以肋间外肌收缩为主
    D. 膈肌收缩为主
    E. 表现为机体明显缺氧症状

23. 对于肺纤维化、阻塞性肺气肿的患者,更有意义的肺功能测定指标是
    A. 潮气量
    B. 用力呼气量
    C. 肺活量
    D. 补吸气量
    E. 残气量

24. 患者,男,51 岁。因呼吸衰竭给予机械通气治疗。血气分析结果显示该患者存在肺泡通气不足,呼吸机设定呼吸频率参数为 12 次 /min,潮气量为 500ml。若无效腔气量为 150ml,则该患者肺通气量和肺泡通气量分别为
    A. 4 000ml/min,3 200ml/min
    B. 4 000ml/min,2 400ml/min
    C. 4 000ml/min,1 800ml/min
    D. 6 000ml/min,4 200ml/min
    E. 6 000ml/min,3 600ml/min

25. 关于无效腔和肺泡通气量的叙述,**不正确**的是
    A. 生理无效腔等于肺泡无效腔与解剖无效腔之和
    B. 健康人平静呼吸时的生理无效腔大于解剖无效腔
    C. 肺泡无效腔大小取决于呼吸深度大小
    D. 肺泡通气量等于(潮气量－无效腔气量)×呼吸频率
    E. 计算真正有效的气体交换,应以肺泡通气量为准

第二节　气体的交换和运输

【知识要点】

一、气体的交换

1. 气体的交换
(1)肺换气:肺泡与肺毛细血管血液之间进行的气体交换。
(2)组织换气:血液与组织细胞之间进行的气体交换。

2. 气体交换的动力：气体分压差。

3. 气体交换的过程

（1）肺换气过程：当静脉血流经肺时，O_2由肺泡向血液扩散，CO_2则由血液向肺泡扩散，静脉血变成了动脉血。

（2）组织换气过程：当动脉血流经组织时，O_2由动脉血向组织扩散，CO_2则由组织向血液中扩散，动脉血变成了静脉血。

4. 影响肺换气的因素

（1）气体扩散速率：单位时间内气体扩散的容积为气体扩散速率。

CO_2的扩散速率约为O_2的20倍。因此临床上肺部疾患，在气体交换障碍时，一般首先表现为缺氧。

（2）呼吸膜的厚度和面积：在病理情况下，如肺炎、肺水肿和肺纤维化等，使呼吸膜的厚度增加，气体交换速率减慢，肺换气效率降低；当肺不张、肺气肿时，均使呼吸膜扩散面积减小，导致气体交换减少，肺换气效率降低。

（3）通气／血流比值：指肺泡通气量与每分钟肺血流量的比值。通气／血流比值为0.84，为最佳换气效率比值。生理意义：比值增大，通气过剩或血流不足，可导致肺泡无效腔增大；比值减少，通气不足或血流过剩，可产生功能性动静脉短路。

二、气体在血液中的运输

气体在血液中的运输有物理溶解和化学结合两种形式。物理溶解运输的量很少，主要是化学结合。

（1）氧气的运输

1）物理溶解：占血液运输O_2总量的1.5%。

2）化学结合：O_2与Hb结合，形成氧合血红蛋白（HbO_2）的过程，占血液运输O_2总量的98.5%。

O_2与Hb结合的特征：该反应迅速、可逆，不需要酶参与，决定反应方向的因素是PO_2。HbO_2呈鲜红色，去氧血红蛋白呈紫蓝色，动脉血是鲜红色的，而静脉血则呈暗红色。

CO中毒：CO与Hb的结合能力是O_2的250倍，形成大量的一氧化碳血红蛋白（HbCO），人体口唇呈樱桃红色。

发绀：当血液中去氧血红蛋白含量超过50g/L时，皮肤、黏膜呈暗紫色，这种现象称为发绀。发绀通常是人体缺少O_2的标志，但在CO中毒、严重贫血时，均会造成去氧血红蛋白含量超过 50g/L，机体有严重缺 O_2 但并不发绀；而在红细胞增多时（如高原性红细胞增多症），因血液中去氧血红蛋白含量可达 50g/L 以上而出现发绀，但机体并不一定缺氧。

（2）二氧化碳的运输

1）物理溶解：约占血液运输 CO_2 总量的 5%。

2）化学结合：CO_2 的化学结合形式有以下两种：

形成碳酸氢盐：约占 CO_2 运输总量的 88%。血浆的 CO_2 大部分进入红细胞，在碳酸酐酶（CA）催化下，并解离成 H^+ 和 HCO_3^-。HCO_3^- 大部分则顺浓度差扩散出红细胞，与血浆中的 Na^+ 生成 $NaHCO_3$。同时血浆中的 Cl^- 则向红细胞内转移，以保持红细胞膜两侧的电位平衡，这一过程称为 Cl^- 转移。

形成氨基甲酰血红蛋白：约占 CO_2 运输总量的 7%。红细胞内的 CO_2 有小部分直接与血红蛋白的氨基结合，形成氨基甲酰血红蛋白。这一反应迅速、可逆，不需要酶的参与，主要取决于血液中 CO_2 分压。

【同步练习】

A1 型题

1. 气体扩散速率与

    A. 扩散面积成反比

    B. 气体溶解度成反比

    C. 气体相对分子质量的平方根成反比

    D. 气体分压差成反比

    E. 扩散距离成正比

2. 决定肺泡气体交换方向的主要因素是

    A. 气体浓度   B. 气体分压差

    C. 气体溶解度   D. 气体的分子量

    E. 气体的体积

3. O_2 分压最高的是

    A. 肺泡气   B. 静脉

    C. 动脉血   D. 组织液

    E. 组织细胞

4. CO_2 分压最高的是
   A. 肺泡气
   B. 静脉血
   C. 动脉血
   D. 组织液
   E. 组织细胞

5. 肺换气的结果是
   A. 动脉血变为静脉血
   B. 静脉血变为动脉血
   C. 肺泡气的 CO_2 降低
   D. 静脉血的 CO_2 含量增加
   E. 静脉血的 O_2 含量减少

6. 分泌表面活性物质的细胞是
   A. Ⅰ型肺泡细胞
   B. Ⅱ型肺泡细胞
   C. 肥大细胞
   D. 巨噬细胞
   E. 组织细胞

7. 影响慢性呼吸衰竭患者肺换气功能主要因素**不包括**
   A. 呼吸膜的厚度和通透性
   B. 气体与血流接触时间
   C. 肺泡面积
   D. 呼吸膜内外的气体分压差
   E. 胸腔内外的压力差

8. 正常成人安静情况下通气与血流比值约为
   A. 0.64
   B. 0.74
   C. 0.84
   D. 0.94
   E. 1.04

9. 氧在血液中的运输，**错在**
   A. 物理溶解
   B. 化学结合
   C. 形成氧合血红蛋白
   D. 形成氧化血红蛋白
   E. 与红细胞内的血红蛋白相关

10. 在发绀时，毛细血管血液中去氧血红蛋白超过
    A. 40g/L
    B. 30g/L
    C. 50g/L
    D. 35g/L
    E. 120g/L

11. 下列关于通气/血流比值的描述,**错误**的是

    A. 正常值时为最佳换气效率比值

    B. 比值减少,意味着肺泡无效腔增大

    C. 过度通气可致比值增大

    D. 当产生功能性动静脉短路时,比值减少

    E. 当通气/血流比值减少时,可导致机体缺氧

12. 肺间质炎症水肿时引起机体缺氧的原因是

    A. 造成呼吸膜结构破坏

    B. 呼吸膜面积减少

    C. 肺不张

    D. 呼吸膜厚度增加,气体扩散距离增大

    E. 呼吸困难

13. 早产儿易发生肺功能不全、呼吸困难的原因是

    A. 呼吸肌发育不良

    B. 神经系统调节障碍

    C. 肺泡表面活性物质分泌不足

    D. 肺内感染

    E. 营养不良

14. 关于 CO_2 运输的叙述,正确的是

    A. 化学结合的 CO_2,主要是碳酸氢盐和氨基甲酰血红蛋白

    B. CO_2 与 Hb 的氨基结合生成氨基甲酰血红蛋白的反应需要酶的催化,速度较慢

    C. 从组织扩散进入血液的大部分 CO_2,在血浆内与水反应生成 H_2CO_3

    D. 血浆内含有较高浓度的碳酸酐酶

    E. 氨基甲酰血红蛋白形式运输的 CO_2 多

15. 关于 CO 中毒的描述,**错误**的是

    A. Hb 与 CO 的亲和力比 O_2 大 250 倍

    B. Hb 与 CO 结合生成 HbCO

    C. CO 中毒后患者出现严重缺氧,表现发绀

    D. CO 与 Hb 结合后,可阻止 HbO_2 的解离

    E. CO 与 Hb 结合后,使 Hb 失去携带 O_2 的能力

第三节　呼吸运动的调节

1. 呼吸中枢

（1）概念：是指中枢神经系统内产生和调节呼吸运动的神经细胞群。

（2）脊髓：呼吸反射的初级中枢。

（3）延髓：产生节律性呼吸运动的基本中枢。

（4）脑桥：内有呼吸调整中枢，其作用是限制吸气，促使吸气向呼气转换。

（5）大脑皮质：意识性呼吸中枢。

2. 化学感受性呼吸反射　是指动脉血或脑脊液中 PO_2、PCO_2 及 H^+ 浓度的改变，通过刺激化学感受器，反射性地调节呼吸运动的频率和深度，以维持内环境的相对稳定。

（1）化学感受器

1）外周化学感受器：位于颈动脉体和主动脉体，在动脉血 PO_2 降低、PCO_2 或 H^+ 浓度升高时可刺激兴奋。

2）中枢化学感受器：位于延髓腹外侧浅表部位，生理性刺激是脑脊液和局部细胞外液的 H^+ 浓度变化，而不是 CO_2。由于血液中的 H^+ 几乎不能通过血脑屏障，故血液 H^+ 浓度的变化对中枢化学感受器的直接作用较小。但血液中的 CO_2 能迅速自由地通过血脑屏障进入脑脊液，与水结合后解离出 H^+，兴奋中枢化学感受器。

（2）CO_2 对呼吸运动的调节：CO_2 是调节呼吸运动最重要的生理性刺激因素。一定浓度的 CO_2 是维持呼吸中枢兴奋性的必要条件。动脉血 PCO_2 升高，直接刺激外周化学感受器、间接作用于中枢化学感受器，兴奋呼吸中枢，表现为呼吸运动加深加快。当动脉血 PCO_2 过高时，则抑制中枢神经系统，包括呼吸中枢的活动，出现呼吸困难、头痛、头晕，甚至昏迷，出现 CO_2 麻醉。CO_2 对呼吸运动的调节作用是通过刺激中枢化学感受器和外周化学感受器两条途径实现的，以兴奋中枢化学感受器为主。

（3）缺少 O_2 对呼吸运动的调节：当 O_2 轻度缺少时，刺激外周化学感受器，兴奋呼吸中枢，表现为呼吸运动的加深加快，肺通气量增加。严重缺少 O_2 时，则抑制呼吸中枢，导致呼吸运动减弱甚至停止。

（4）H^+ 对呼吸运动的调节：动脉血 H^+ 浓度升高，可引起呼吸运动加深加快，肺通气量增加；H^+ 对呼吸运动的调节作用主要是通过刺激外周化学感受器实现的。

3. 肺牵张反射　肺牵张反射是指由肺扩张或缩小所引起的反射性呼吸变化。当平静呼吸时，肺牵张反射一般不参与呼吸运动的调节。在病理情况下，如肺不张、肺水肿时，引起该反射，使呼吸运动变浅变快。

4. 防御性呼吸反射　咳嗽反射、喷嚏反射等。

【同步练习】

A1 型题

1. 呼吸基本节律的产生部位是
   A. 脊髓　　　　　　　　　　　B. 延髓
   C. 脑桥　　　　　　　　　　　D. 中脑
   E. 大脑皮质

2. 意识性呼吸中枢位于
   A. 脊髓　　　　　　　　　　　B. 延髓
   C. 脑桥　　　　　　　　　　　D. 中脑
   E. 大脑皮质

3. 维持正常呼吸节律的中枢部位是
   A. 脊髓和延髓　　　　　　　　B. 脊髓和脑桥
   C. 延髓和脑桥　　　　　　　　D. 中脑和脑桥
   E. 大脑皮质

4. 外周化学感受器是
   A. 颈动脉窦　　　　　　　　　B. 颈动脉体和主动脉体
   C. 主动脉窦　　　　　　　　　D. 延髓内的化学感受器
   E. 肋间外肌

5. 中枢化学感受器位于
   A. 脊髓后角　　　　　　　　　B. 延髓腹内侧
   C. 脑桥腹外侧　　　　　　　　D. 延髓腹外侧
   E. 大脑皮质

6. 生理情况下，调节呼吸最重要的体液因素是
   A. CO_2　　　　　　　　　　B. O_2

C. H^+ D. H_2CO_3

E. HCO_3^-

7. 中枢化学感受器最敏感的直接刺激物是

A. 脑脊液中的 CO_2 B. 血液中的 CO_2

C. 脑脊液中的 H^+ D. 血液中的 H^+

E. 脑脊液中的 PO_2 降低

8. 缺氧、H^+ 浓度增加，引起呼吸运动加强的原因是

A. 直接刺激呼吸中枢   B. 刺激中枢化学感受器

C. 刺激外周化学感受器   D. 刺激呼吸肌

E. 通过肺牵张反射

9. 肺牵张反射感受器位于

A. 肺泡上皮   B. 肺泡壁

C. 支气管和细支气管平滑肌   D. 呼吸道

E. 气管黏膜层

A2 型题

10. CO_2 对呼吸运动的调节作用描述正确的是

A. 是通过刺激中枢化学感受器和外周化学感受器两条途径实现的，以兴奋
中枢化学感受器为主

B. 是通过刺激中枢化学感受器和外周化学感受器两条途径实现的，以兴奋
外周化学感受器为主

C. 只通过刺激中枢化学感受器来实现

D. 只通过刺激外周化学感受器来实现

E. 是通过刺激中枢化学感受器和外周化学感受器两条途径实现的，不分主
次程度相同

11. 慢性肺源性心脏病患者经常有 CO_2 潴留，若吸入高浓度 O_2 可致呼吸变慢
变浅。这是因为该患者呼吸中枢兴奋性的维持主要靠

A. 高 CO_2 刺激外周化学感受器   B. 高 CO_2 刺激呼吸中枢

C. 缺少 O_2 刺激中枢化学感受器   D. 缺少 O_2 刺激外周化学感受器

E. 缺少 O_2 直接刺激呼吸中枢

12. 呼吸中枢正常的兴奋性依赖于

A. 高浓度的 CO_2 B. 一定浓度的 CO_2

C. H^+ 浓度   D. 肺牵张反射的传入冲动

E. 缺少 O_2

13. 关于血中 H^+ 对呼吸的调节,下列叙述**错误**的是

    A. 动脉血 H^+ 增加,呼吸加深加快

    B. 主要通过直接刺激中枢化学感受器反射性地加强呼吸

    C. 刺激外周化学感受器,反射性地加强呼吸

    D. 脑脊液中的 H^+ 才是中枢化学感受器的最有效刺激

    E. H^+ 通过血脑屏障的速度很慢

14. 当吸入气体中 CO_2 浓度达 20% 时,机体会出现

    A. 呼吸浅快   B. 呼吸深快

    C. 呼吸抑制   D. 呼吸深慢

    E. 肺通气量增大 1 倍以上

答案及解析

第一节　肺通气

1. A　　2. C　　3. E　　4. A　　5. C　　6. B　　7. A　　8. A　　9. A

10. A　　11. E　　12. B　　13. B　　14. B　　15. E　　16. C　　17. B　　18. B

19. C　　20. B　　21. B　　22. D　　23. B　　24. D　　25. B

21. 正确答案:B

解析:孕妇 30 周,因腹腔内压力增大,呼吸时膈肌活动受限,肋间外肌收缩加强,引起代偿性胸壁活动加大,表现为胸式呼吸为主。

22. 正确答案:D

解析:肋骨骨折患者,因伤造成肋间外肌活动受限,胸壁起伏不明显;膈肌收缩活动可以代偿性加强,表现为明显腹式呼吸,但机体不会明显缺氧症状。

23. 正确答案:B

解析:肺纤维化、阻塞性肺气肿的患者,用力呼气量可显著降低,用力呼气量是评价肺通气功能的较好指标。

24. 正确答案:D

解析:肺通气量 = 潮气量 × 呼吸频率。肺泡通气量 =(潮气量 − 解剖无效腔气量)× 呼吸频率。

25. 正确答案:B

解析:生理无效腔 = 解剖无效腔 + 肺泡无效腔,在平静呼吸时,肺泡无效腔接近为 0,生理无效腔 = 解剖无效腔。

第二节　气体的交换和运输

1. C　　2. B　　3. A　　4. E　　5. B　　6. B　　7. E　　8. C　　9. D

10. C　　11. B　　12. D　　13. C　　14. A　　15. C

11. 正确答案：B

解析：当通气／血流比值为 0.84 时，为最佳换气效率比值。比值减少，表示通气不足或血流过剩；肺泡无效腔增大表示过度通气，可导致比值增大。

12. 正确答案：D

解析：肺间质炎症可导致呼吸膜（血气屏障）间质层水肿，厚度增加，气体扩散距离增大。

13. 正确答案：C

解析：早产儿因表面活性物质不足，导致进行性肺不张和进行性呼吸困难，又称为新生儿呼吸窘迫综合征或新生儿肺透明膜病。

14. 正确答案：A

解析：物理溶解约占血液运输 CO_2 总量的 5%。CO_2 的化学结合形式有以下两种：形成碳酸氢盐（88%），形成氨基甲酰血红蛋白（7%）。

15. 正确答案：C

解析：发绀通常是人体缺 O_2 的标志，表现皮肤、黏膜呈暗紫色，当 CO 中毒时，机体有严重缺 O_2 时，口唇等呈樱桃红色，不是发绀表现。

第三节　呼吸运动的调节

1. B　　2. E　　3. C　　4. B　　5. D　　6. A　　7. C　　8. C　　9. C

10. A　　11. D　　12. B　　13. B　　14. C

10. 正确答案：A

解析：CO_2 对呼吸运动的调节作用一是通过直接刺激外周感受器，二是血液中的 CO_2 通过血脑屏障进入脑脊液，与水结合后解离出 H^+，兴奋中枢化学感受器。以兴奋中枢化学感受器为主。

11. 正确答案：D

解析：当轻度缺少 O_2 时，刺激外周化学感受器，兴奋呼吸中枢。

12. 正确答案：B

答案解析：CO_2 是调节呼吸运动最重要的生理性刺激因素。一定浓度的 CO_2 是维持呼吸中枢兴奋性的必要条件。

13. 正确答案：B

解析：血液中的 H^+ 几乎不能通过血脑屏障，故血液 H^+ 浓度的变化对中枢化学感受器的直接作用较小。

14. 正确答案：C

解析：吸入气体中 CO_2 浓度达 20%，超过正常吸入空气中的 CO_2 浓度（0.03%）的很多倍。当动脉血 PCO_2 过高时，则抑制中枢神经系统出现呼吸困难、头痛、头晕，甚至昏迷，出现 CO_2 麻醉，造成呼吸抑制。

（牟　敏）

第六章 | 消化和吸收

本章常考的知识点：①消化、吸收的概念；②胃液、胰液、胆汁的主要成分及作用；③胃液、胆汁的合成分泌部位；④胃、肠的运动形式；⑤吸收的主要部位及营养物质的吸收方式和途径；⑥交感神经和副交感神经对消化活动的作用。

第一节　消化功能

【知识要点】

机械性消化：通过消化管的运动，将食物磨碎，与消化液充分混合，并将其推送至消化管远端的过程。

化学性消化：通过消化液中的消化酶，将食物中的大分子物质分解为可被吸收的小分子物质的过程。

1. 口腔、咽、食管的消化功能

（1）唾液的成分：水分、无机盐、黏蛋白、唾液淀粉酶、溶菌酶和免疫球蛋白等。

（2）唾液的作用：①湿润口腔，溶解食物；②有利于吞咽，引起味觉；③清洁和保护口腔，杀菌；④唾液淀粉酶消化淀粉；⑤排泄功能。

2. 胃消化功能

（1）胃液的成分及作用

1）盐酸：也称为胃酸，由壁细胞分泌。

作用：①激活胃蛋白酶原，并为胃蛋白酶提供适宜的酸性环境；②使蛋白质变性而易于消化；③杀灭细菌；④促进小肠对铁和钙的吸收；⑤盐酸进入小肠促进胰液、胆汁和小肠液的分泌。

2）胃蛋白酶原：由主细胞合成。

作用：激活的胃蛋白酶能水解蛋白质为䏡、胨及少量多肽和氨基酸。

3）黏液：由胃黏液细胞分泌。

作用：①润滑作用，减少粗糙食物对胃黏膜的机械性损伤；②形成黏液－碳酸氢盐屏障，保护胃黏膜免遭化学侵蚀。

4）内因子：由壁细胞分泌。

作用：维生素 B_{12} 须与内因子结合成复合物，才能免遭小肠内水解酶的破坏，并促进其在回肠吸收。若缺乏内因子，可因维生素 B_{12} 吸收障碍而影响红细胞生成，引起巨幼红细胞贫血。

（2）胃的运动

1）胃的运动形式：①容受性舒张（是胃特有的运动形式）；②紧张性收缩；③蠕动。

2）胃排空：在三大营养物质中，糖类排空最快，蛋白质次之，脂肪最慢。混合性食物完全排空需 4～6h。

3）呕吐：呕吐可将胃肠内有害物质排出，避免对人体造成损害，因而具有保护意义；但频繁剧烈的呕吐会影响进食和消化活动，使大量消化液丢失，造成体内水、电解质代谢紊乱和酸碱平衡失调。

3. 小肠消化功能

（1）小肠内消化液及作用

1）胰液及其作用：①碳酸氢盐，中和胃酸保护肠黏膜；为消化酶提供了适宜的碱性环境；②胰淀粉酶能将淀粉水解为麦芽糖；③胰脂肪酶将脂肪分解为甘油、脂肪酸和甘油单酯；④胰蛋白酶原和糜蛋白酶原激活后将蛋白质分解为多肽和氨基酸。胰液含有水解三大营养物质的消化酶，是所有消化液中消化能力最强和最重要的消化液。

2）胆汁及其作用：胆汁由肝细胞分泌。

成分：水、无机盐、胆盐、胆色素、胆固醇和卵磷脂等（不含消化酶）。胆汁对脂肪的消化和吸收有重要作用。胆汁中最重要的成分是胆盐。

胆盐的主要作用：①乳化脂肪，加速脂肪分解；②促进脂肪的吸收；③促进脂溶性维生素 A、维生素 D、维生素 E、维生素 K 的吸收。

3）小肠液及其作用

成分：水、无机盐、黏蛋白和肠激酶等。

主要作用：①润滑肠道，中和胃酸，保护十二指肠黏膜；②为多种消化酶提供适宜的 pH 环境；③稀释消化产物，有利于吸收；④肠激酶可激活胰蛋白酶原。

（2）小肠的运动

1）小肠运动的形式：①紧张性收缩；②分节运动（是小肠特有的运动形式）；③蠕动。

2）回盲括约肌的功能：①防止食糜过快进入结肠，延长食糜在小肠内停留时间，有利于其消化和吸收；②阻止大肠内容物逆流入回肠。

4. 大肠消化功能

（1）大肠液及作用

1）成分：黏液和碳酸氢盐。

2）主要作用：保护肠黏膜，润滑粪便。

（2）大肠内细菌的活动：分解食物残渣，合成维生素B复合物和维生素K。

（3）大肠的运动及排便

1）大肠运动的形式：①袋状往返运动；②分节推进或多袋推进运动；③蠕动。

2）排便：①感受器是指直肠壁压力感受器。②传入神经包括盆神经和腹下神经。③中枢包括初级中枢——脊髓腰骶段；高级中枢——大脑皮层。④传出神经包括盆神经和阴部神经。⑤效应器是指结肠、直肠收缩，肛门内括约肌舒张；肛门外括约肌舒张。

【同步练习】

A1 型题

1. 通过消化管的运动，将食物磨碎，与消化液充分混合，并将其推送至消化管远端的过程属于

    A. 机械性消化   B. 化学性消化

    C. 食管消化   D. 口腔消化

    E. 胃内消化

2. 通过消化液中的消化酶，将食物中的大分子物质分解为可被吸收的小分子物质的过程属于

    A. 机械性消化   B. 化学性消化

    C. 食管消化   D. 口腔消化

    E. 胃内消化

3. 有关唾液生理作用的叙述，**错误**的是

    A. 消化部分淀粉   B. 消化部分蛋白质

C. 湿润和溶解食物   D. 清洁和保护口腔

E. 杀灭食物中的细菌

4. 唾液中除唾液淀粉酶以外，还有

A. 凝乳酶   B. 蛋白酶

C. 溶菌酶   D. 寡糖酶

E. 肽酶 A

5. 胃特有的运动形式是

A. 紧张性收缩   B. 蠕动

C. 容受性舒张   D. 分节运动

E. 胃排空

6. 胃的运动说法正确的是

A. 正常胃的蠕动 5 次 /min

B. 紧张性收缩是胃特有的运动形式

C. 三种营养物质当中糖类排空最慢

D. 呕吐是一种保护性意义的反射

E. 容受性舒张可以使胃储存大量食物，使胃内压增高

7. 有关胃液生理作用的叙述，**错误**的是

A. 胃蛋白酶原不能消化蛋白质   B. 壁细胞大量减少不会出现贫血

C. 胃酸缺乏会影响蛋白质的消化   D. 黏液有保护胃黏膜的作用

E. 内因子可促进维生素 B_{12} 的吸收

8. 胃酸的生理作用**不包括**

A. 激活胃蛋白酶原   B. 杀死进入胃内的细菌

C. 促进铁和钙的吸收   D. 促进维生素 B_{12} 的吸收

E. 促进胰液和胆汁的分泌

9. 缺乏内因子时可引起

A. 缺铁性贫血   B. 再生障碍性贫血

C. 营养不良性贫血   D. 巨幼红细胞贫血

E. 佝偻病

10. 胃液中所含的消化酶能消化食物中的

A. 糖类   B. 蛋白质

C. 脂肪   D. 维生素

E. 胆固醇

11. 胃黏膜中能分泌内因子的是
    A. 主细胞
    B. 壁细胞
    C. 颈黏液细胞
    D. G 细胞
    E. 表面上皮细胞

12. 由胃排空速度最慢的是
    A. 糖
    B. 蛋白质
    C. 脂肪
    D. 维生素
    E. 胆固醇

13. 胃壁细胞主要分泌的是
    A. 胃酸
    B. 促胃液素
    C. 胃蛋白酶原
    D. 生长抑素
    E. 凝乳酶原

14. 胃内主要分泌胃蛋白酶原的细胞是
    A. 主细胞
    B. 壁细胞
    C. 胃平滑肌细胞
    D. G 细胞
    E. 嗜银细胞

15. 与胃黏液结合并构成对胃有保护屏障的离子是
    A. Na^+
    B. HCO_3^-
    C. K^+
    D. Cl^-
    E. Ca^{2+}

16. 能使胃蛋白酶原转变为胃蛋白酶的是
    A. Cl^-
    B. 内因子
    C. 盐酸
    D. Na^+
    E. K^+

17. 关于胃排空的叙述，**不正确**的是
    A. 胃的蠕动是胃排空的动力
    B. 混合性食物在进餐后 4～6h 完全排空
    C. 液体食物排空速度快于固体食物
    D. 糖类食物排空最快，蛋白质最慢
    E. 迷走神经兴奋促进胃排空

18. 消化液中最重要的是
    A. 唾液
    B. 胰液

C. 胆汁   D. 胃液

E. 小肠液

19. 小肠特有的运动形式是

    A. 紧张性收缩   B. 蠕动

    C. 容受性舒张   D. 分节运动

    E. 胃排空

20. 胆汁中与脂肪消化和吸收关系密切的成分是

    A. 胆固醇   B. 磷脂酰胆碱（卵磷脂）

    C. 胆色素   D. 胆盐

    E. 脂肪酸

21. **不含**消化酶的消化液是

    A. 唾液   B. 胰液

    C. 胆汁   D. 胃液

    E. 小肠液

22. 对蛋白质消化能力最强的消化液是

    A. 唾液   B. 胰液

    C. 胆汁   D. 胃液

    E. 小肠液

23. 下列**不属于**正常胰液成分的是

    A. 水   B. 碳酸氢盐

    C. 胰蛋白酶原   D. 胰淀粉酶

    E. 肠激酶

24. 分泌胆汁的主要脏器是

    A. 十二指肠   B. 肝脏

    C. 胆囊   D. 胰腺

    E. 脾脏

25. 胰液中**不含**

    A. 胰蛋白酶原   B. 糜蛋白酶原

    C. 胰淀粉酶   D. 胰脂肪酶

    E. 卵磷脂酶

26. 胰液中碳酸氢盐的作用是

    A. 与脂肪酸形成复合物，促进其吸收

B. 使蛋白质变性而易于消化

C. 分解淀粉

D. 中和进入十二指肠的胃酸

E. 激活胃蛋白酶原

27. 胆汁的主要作用是

A. 促进蛋白质的分解和吸收　　B. 促进糖的分解和吸收

C. 促进脂肪的分解和吸收　　D. 促进水溶性维生素的吸收

E. 营养肝脏

28. 空腹时大肠最常见的运动形式是

A. 集团蠕动　　B. 分节运动

C. 紧张性收缩　　D. 袋状往返运动

E. 多袋推进运动

29. 关于大肠的描述，**错误**的是

A. 大肠液的 pH 为 8.3～8.4　　B. 大肠能吸收水

C. 大肠运动强而快　　D. 对刺激反应较迟缓

E. 储存粪便

30. 大肠内细菌合成

A. 维生素 A　　B. 维生素 C

C. 维生素 D　　D. 维生素 E

E. 维生素 K

31. 排便反射的初级中枢位于

A. 脊髓腰骶段　　B. 脊髓胸腰段

C. 延髓　　D. 脑桥

E. 中脑

32. 长期使用肠道抗生素可引起缺乏的维生素是

A. 维生素 A 和维生素 B_{12}　　B. 维生素 D 和维生素 E

C. 维生素 A 和维生素 K　　D. 维生素 C 和维生素 D

E. 维生素 B 族和维生素 K

A2 型题

33. 患者，男，45 岁。近期餐后常出现左上腹痛，伴有反酸、恶心，遂去就医。检查结果：胃溃疡。与胃溃疡的发生可能有关的是

A. 唾液中的溶菌酶　　B. 胃液中的盐酸

C. 胰液中的碳酸氢盐   D. 胆汁中的胆盐

E. 小肠液中的肠激酶

34. 患者，女，40 岁。被诊断为恶性贫血，其向护士询问"为什么要终生注射维生素 B_{12}?"护士的最佳回答是

A. "你胃酸缺乏使维生素 B_{12} 无法吸收。"

B. "你内因子缺乏使维生素 B_{12} 无法吸收。"

C. "你肾功能障碍使维生素 B_{12} 过量排泄。"

D. "你的红细胞生成过快使维生素 B_{12} 需求增加。"

E. "你的红细胞破坏增多。"

35. 患者，男，35 岁。诊断为"自身免疫性慢性胃炎"1 个月，血细胞检查有恶性贫血。针对该问题，患者可以使用的是

A. 肌内注射促红细胞生成素   B. 肌内注射维生素 B_{12}

C. 口服维生素 B_{12} D. 输注新鲜全血

E. 口服铁剂

36. 患者，男，42 岁。胃大部分切除术后，出现严重贫血，表现为外周血巨幼红细胞增多。因含量缺乏而引起本病的物质是

A. 盐酸   B. 黏液

C. 胃蛋白酶原   D. HCO_3^-

E. 内因子

A3/A4 型题

（37～38 题共用题干）患者，男，40 岁。饱餐后出现上腹部剧痛 3h，伴恶心、呕吐就诊。急救入院后诊断为胃溃疡。

37. 正常情况下胃黏膜**不被**胃液消化的原因是

A. 胃液中不含有消化胃黏膜的酶

B. 黏液－碳酸氢盐屏障的作用

C. 胃液中的内因子对胃黏膜具有保护作用

D. 胃液中的糖蛋白可中和胃酸

E. 胃液中含有大量碳酸氢根离子

38. 与胃溃疡的发生可能有关的是

A. 胃蛋白酶原分泌过少   B. 盐酸分泌过少

C. 破坏胃黏液－碳酸氢盐屏障   D. 胃黏液分泌过多

E. 碳酸氢盐过多

第二节　吸收功能

1. 吸收的部位

（1）口腔：硝酸甘油（一些脂溶性药物）。

（2）食管：不吸收。

（3）胃：酒精、少量水分及某些药物。

（4）大肠：水分和无机盐。

（5）小肠：糖类、蛋白质和脂肪的消化产物。

2. 小肠是主要吸收部位的原因

（1）吸收面积大。

（2）小肠内有丰富的毛细血管和毛细淋巴管。

（3）食物在小肠内已被消化分解为适合吸收的小分子物质。

（4）停留时间长，有充分的吸收时间。

3. 主要营养物质的吸收

（1）糖的吸收

吸收形式：单糖（主要是葡萄糖）。

途径：血液。

（2）蛋白质的吸收

吸收形式：氨基酸。

途径：血液。

（3）脂肪的吸收

脂肪的消化产物：中、短链甘油三酯，长链脂肪酸及甘油单酯。

吸收形式：中、短链甘油三酯。

途径：血液。

吸收形式：长链脂肪酸及甘油单酯。

途径：毛细淋巴管。因人体摄入的动、植物油中含长链脂肪酸较多，故脂肪的吸收以淋巴途径为主。

A1 型题

1. 营养物质吸收的主要部位是

   A. 口腔　　　　　　　　　　B. 食道

   C. 胃　　　　　　　　　　　D. 小肠

   E. 大肠

2. 能被胃黏膜吸收的物质是

   A. 葡萄糖　　　　　　　　　B. 氨基酸

   C. 脂肪酸　　　　　　　　　D. 维生素

   E. 酒精

3. 蛋白质吸收的主要形式是

   A. 蛋白质　　　　　　　　　B. 胨和脉

   C. 多肽　　　　　　　　　　D. 氨基酸

   E. 二肽和三肽

4. 糖吸收的主要形式是

   A. 淀粉　　　　　　　　　　B. 多糖

   C. 麦芽糖　　　　　　　　　D. 蔗糖

   E. 葡萄糖

5. 脂肪吸收的途径是

   A. 大部分直接入血,小部分经淋巴入血

   B. 全部直接入血

   C. 小部分直接入血,大部分经淋巴入血

   D. 全部经淋巴入血

   E. 50% 直接入血, 50% 经淋巴入血

6. 关于小肠是吸收的主要部位叙述**错误**的是

   A. 吸收面积大

   B. 有丰富的毛细血管和毛细淋巴管

   C. 已被消化分解为适合吸收的小分子物质

   D. 食物在小肠内停留时间长,有充分的吸收时间

   E. 小肠内呈酸性环境有利于营养物质的吸收

7. 关于胆固醇的描述正确的是

    A. 食物中的纤维素、果胶、琼脂等妨碍胆固醇的吸收

    B. 脂肪和脂肪酸与胆固醇的吸收无关

    C. 吸收过程和途径与长链脂肪酸不同

    D. 胆固醇来自纤维素类食物

    E. 胆固醇来自淀粉类食物

A2 型题

8. 患者,男,38 岁。患十二指肠球部溃疡。医生治疗时不轻易切除小肠,尤其是十二指肠和空肠的原因是

    A. 小肠有容受性舒张的功能

    B. 小肠是主要的消化吸收部位

    C. 小肠具有回盲瓣

    D. 十二指肠腺和小肠腺是重要的消化腺

    E. 小肠含有胰液和胆汁

9. 患者,男,58 岁。胃癌行胃大部切除术后,患者可能出现

    A. 糖类食物消化吸收障碍

    B. 蛋白质食物消化吸收障碍

    C. 脂肪吸收不良

    D. 维生素 B_{12} 吸收障碍

    E. 铁和钙的吸收显著增多

10. 患者,女,55 岁。去商场购物过程中突发心绞痛,现场急救最正确的是

    A. 口服硝酸甘油   B. 舌下含服硝酸甘油

    C. 立即采取心肺复苏   D. 口对口人工呼吸

    E. 不用管一会就好了

A3/A4 型题

(11~12 题共用题干)患者,女,45 岁。因剧烈腹痛入院,由于肠道大部分坏死而被切除了全部小肠,术后她每天须静脉输注混合营养液维持生命。

11. **不能**存在于混合营养液中的是

    A. 葡萄糖   B. 氨基酸

    C. 维生素   D. 淀粉

    E. 脂肪酸

12. 小肠是主要的吸收部位,与其吸收程度有关的是

    A. 长度长　　　　　　　　　　B. 管壁厚

    C. 吸收面积大　　　　　　　　D. 黏膜通透性大

    E. 有缝隙连接

第三节　消化器官活动的调节

【知识要点】

1. 神经调节

（1）消化器官的神经支配及其作用

1）交感神经兴奋：消化管平滑肌舒张,括约肌收缩,消化液分泌减少,对消化活动起抑制作用。

2）副交感神经兴奋：消化管平滑肌收缩,括约肌舒张,消化液分泌增多,对消化活动起兴奋作用。

（2）消化器官活动的反射性调节：①非条件反射；②条件反射。

2. 体液调节　四种主要胃肠激素的作用见表6-1。

表6-1　四种主要胃肠激素的作用

激素名称	分泌部位	主要作用
促胃液素	胃窦、十二指肠黏膜	促进胃液分泌和胃的运动,促进胰液和胆汁分泌
促胰液素	十二指肠、空肠黏膜	促进胰液中水和HCO_3^-的分泌,抑制胃的运动和分泌
缩胆囊素	十二指肠、空肠黏膜	促进胆囊收缩及胆汁分泌,促进胰酶分泌
抑胃肽	十二指肠、空肠黏膜	抑制胃液的分泌和胃的运动,促进胰岛素的释放

【同步练习】

A1 型题

1. 交感神经兴奋时对消化系统作用正确的是

    A. 使消化管平滑肌收缩　　　　B. 使括约肌舒张

    C. 对消化活动起抑制作用　　　D. 对消化活动起兴奋作用

E. 使消化液分泌增多

2. 副交感神经兴奋时对消化系统作用正确的是

    A. 对消化活动起抑制作用

    B. 对消化活动起兴奋作用

    C. 引起消化管平滑肌舒张

    D. 括约肌收缩

    E. 消化液分泌减少

3. **不属于**胃肠激素的是

    A. 促胃液素   B. 胆囊收缩素

    C. 肾上腺素   D. 促胰液素

    E. 抑胃肽

4. 促进胰液中水和 HCO_3^- 的分泌,抑制胃的运动和分泌是

    A. 促胰液素   B. 促胃液素

    C. 缩胆囊素   D. 抑胃肽

    E. 去甲肾上腺素

5. 有关消化器官神经调节的论述,**错误**的是

    A. 受交感神经、副交感神经双重支配

    B. 有非条件反射、条件反射调节

    C. 消化管壁内神经丛参与局部反射调节

    D. 精神心理因素与食欲相关

    E. 迷走神经兴奋时,抑制胃肠运动

答案及解析

第一节 消化功能

1. A   2. B   3. B   4. C   5. C   6. D   7. B   8. D   9. D

10. B   11. B   12. C   13. A   14. A   15. B   16. C   17. D   18. B

19. D   20. D   21. C   22. B   23. E   24. B   25. E   26. D   27. C

28. D   29. C   30. E   31. A   32. E   33. B   34. B   35. B   36. E

37. B   38. C

33. 正确答案:B

解析:盐酸分泌过多,则对胃和十二指肠黏膜有侵蚀作用,是消化性溃疡发病的诱因之一。

34. 正确答案: B

解析: 恶性贫血是由于内因子缺乏使维生素 B_{12} 无法吸收, 从而出现巨幼红细胞贫血。治疗须通过血液途径补充维生素 B_{12}。

35. 正确答案: B

解析: 患者患恶性贫血是由于内因子缺乏使维生素 B_{12} 无法吸收, 从而出现巨幼红细胞贫血, 治疗须通过血液途径补充维生素 B_{12}。

36. 正确答案: E

解析: 内因子是胃腺壁细胞分泌的, 患者胃大部切除术后, 胃腺壁细胞减少, 分泌内因子减少。内因子缺乏使维生素 B_{12} 无法吸收, 从而出现巨幼红细胞贫血。

37. 正确答案: B

解析: 正常情况下, 胃液中的黏液－碳酸氢盐屏障, 能够保护胃黏膜免受胃液中盐酸和胃蛋白酶的侵蚀, 使胃黏膜不被胃液消化。

38. 正确答案: C

解析: 幽门螺杆菌能破坏胃黏液－碳酸氢盐屏障, 是引起消化性溃疡、慢性胃炎和诱发胃癌的主要因素。

第二节　吸收功能

1. D　　2. E　　3. D　　4. E　　5. C　　6. E　　7. A　　8. B　　9. D

10. B　　11. D　　12. C

8. 正确答案: B

解析: 小肠是主要的消化吸收部位, 手术切除小肠, 会影响营养物质的吸收。故外科治疗时不轻易切除小肠, 尤其是十二指肠和空肠。

9. 正确答案: D

解析: 维生素 B_{12} 必须先与内因子结合形成复合物免被小肠内的消化液分解, 促进其在回肠末端吸收。由于胃大部切除后内因子分泌减少, 会影响维生素 B_{12} 的吸收, 可能出现维生素 B_{12} 吸收障碍。

10. 正确答案: B

解析: 口腔黏膜仅吸收硝酸甘油等一些脂溶性药物; 舌下毛细血管丰富更有利于硝酸甘油的吸收, 口服进入胃内吸收需要的时间比舌下吸收的时间长。

11. 正确答案: D

解析: 静脉输注的混合营养液必须是能被胃肠吸收的营养物质。淀粉不能直接被胃肠吸收。

12. 正确答案: C

解析:提高小肠吸收程度的因素有:①吸收面积大。②小肠绒毛内有丰富的毛细血管和毛细淋巴管。③食物在小肠内已被消化分解为适合吸收的小分子物质。④食物在小肠内停留3～8h,有充分的吸收时间。

第三节　消化器官活动的调节

1. C　　2. B　　3. C　　4. A　　5. E

（岳　霞）

第七章 | 能量代谢和体温

【常考知识点】

本章常考的知识点：①基础代谢率及体温的概念；②影响能量代谢的因素；③基础代谢率相对值及临床意义；④体温的测量部位、正常值及生理变化；⑤人体产热和散热的方式及临床应用；⑥体温调节基本中枢。

第一节 能 量 代 谢

【知识要点】

能量代谢：机体内物质代谢过程中发生的能量释放、转移、贮存和利用。

1. 机体能量的来源和利用

（1）能量的来源：机体能源物质供能特点和正常供能比例见表7-1。

1）途径：食物中的糖、脂肪、蛋白质。

2）主要能量来源：糖，脑组织所需的能量主要来自葡萄糖。

表 7-1　机体能源物质供能特点和正常供能比例

	糖	脂肪	蛋白质
正常供能比例	50%~70%	30%~50%	基本不供能
供能特点	有氧氧化为主	糖不足或饥饿	极度消耗

（2）能量的利用

1）维持体温：食物中的糖、脂肪和蛋白质被氧化分解时释放的化学能中50%以上直接转化为热能维持体温。

2）储存利用：余下部分储存在 ATP 的高能磷酸键中，分解释放能量供生命活动需要。ATP 是体内重要的贮能和直接供能物质。

（3）能量平衡

1）概念：能量平衡是指人体摄入的能量与消耗的能量之间的平衡，即摄入能量＝输出能量，体重不增不减。

2）正平衡：摄入能量＞输出能量，体重增加。

3）负平衡：摄入能量＜输出能量，体重减轻。

2．影响机体能量代谢的因素

（1）肌肉活动：肌肉活动对能量代谢的影响最显著。

（2）环境温度：安静状态下，环境温度在 20～30℃时能量代谢较为稳定。

（3）食物的特殊动力效应：进食刺激机体额外产生热量的作用称为食物的特殊动力效应。蛋白质食物使机体额外产热增加约 30%，食物特殊动力效应最为显著。

（4）精神活动：在平静地思考问题时，产热量增加一般不超过 4%，但当人处于精神紧张、烦恼、恐惧或情绪激动时，能量代谢率可增高 10% 以上。

3．基础代谢

（1）基础状态：人体处在清晨、清醒、静卧状态，室温保持在 20～25℃，处于空腹或禁食 12h 的精神安宁状态。基础状态下代谢水平比较稳定，能量消耗也比较稳定。

（2）基础代谢率：是指机体在基础状态下的能量代谢率。

（3）基础代谢率相对值临床意义

1）相对值：在 ±15% 以内均属正常；超过 ±20% 时，才可能有临床意义。

2）临床意义：①辅助诊断甲状腺疾病具有重要意义。②当甲状腺功能亢进时，基础代谢率可比正常值高 25%～80%。③当甲状腺功能减退时，基础代谢率可低于正常值的 20%～40%。④发热患者，体温每升高 1℃，基础代谢率升高约 13%。

【同步练习】

A1 型题

1．机体能量的主要来源是

    A. 糖   B. 脂肪

    C. 蛋白质   D. 维生素

    E. 无机盐

2. 脑组织所需的能量主要来自
   A. 蛋白质　　　　　　　　　　B. 氨基酸
   C. 脂肪　　　　　　　　　　　D. 脂肪酸
   E. 葡萄糖

3. 既是供能物质又是储能物质的是
   A. 磷酸肌酸　　　　　　　　　B. 葡萄糖
   C. 肝糖原　　　　　　　　　　D. 腺苷二磷酸
   E. 三磷酸腺苷

4. 下列对能量代谢影响最显著的因素是
   A. 高温环境　　　　　　　　　B. 肌肉运动
   C. 寒冷刺激　　　　　　　　　D. 进食
   E. 精神紧张

5. 食物的特殊动力效应最明显的是
   A. 混合食物　　　　　　　　　B. 脂肪
   C. 蛋白质　　　　　　　　　　D. 维生素
   E. 糖

6. 蛋白质食物的特殊动力效应能使机体产热量增加约
   A. 30%　　　　　　　　　　　B. 10%
   C. 13%　　　　　　　　　　　D. 50%
   E. 70%

7. 能量代谢最稳定的环境温度是
   A. 10～20℃　　　　　　　　　B. 36～37℃
   C. 20～30℃　　　　　　　　　D. 15～25℃
   E. 30～35℃

8. 基础代谢率主要反映的是
   A. 甲状腺的功能变化　　　　　B. 肾上腺皮质的功能变化
   C. 肾上腺髓质的功能变化　　　D. 垂体的功能变化
   E. 胰岛的功能变化

9. 基础代谢率降低的情况是
   A. 发热　　　　　　　　　　　B. 糖尿病
   C. 甲状腺功能减退　　　　　　D. 甲状腺功能亢进
   E. 肾上腺皮质功能亢进

10. 体温每升高1℃,基础代谢率提高

    A. 10%
        B. 13%

    C. 15%
        D. 23%

    E. 25%

11. 甲状腺功能亢进患者测定基础代谢率的状态**错误**的是

    A. 清晨空腹
        B. 清醒精神安宁状态

    C. 室温为20~25℃
        D. 昏迷

    E. 空腹

A2 型题

12. 患者,女,25岁。初步诊断为甲状腺功能亢进,对患者进行基础代谢率测定的时间宜在

    A. 下午6时、餐后和静卧
        B. 清晨、空腹和静卧

    C. 下午4时,静卧
        D. 中午12时、餐后和静卧

    E. 下午2时,静卧

第二节 体 温

【知识要点】

1. 正常体温及其生理波动

(1)体温

1)概念:机体深部的平均温度。

2)测量部位及正常值:①腋窝温度为36.0~37.4℃;②口腔温度36.7~37.7℃;③直肠温度为36.9~37.9℃。

(2)体温的生理波动

1)昼夜节律:清晨2~6时体温最低,午后的1~6时体温最高,24h波动的幅度通常不超过1℃。

2)性别差异:①成年女性体温平均比成年男性高约0.3℃。②育龄期女性基础体温会随着月经周期而产生变动。月经期和排卵前基础体温略低,排卵日最低。

3)年龄:新生儿、儿童和青少年代谢旺盛,体温稍高于成年人,老年人代谢低,体温略低于成年人。

4）运动：运动时肌肉收缩代谢增强，产热量增加可使体温升高。

2. 人体产热和散热的方式

（1）机体的产热

1）产热器官：①安静状态下，内脏以肝脏为主。②运动时骨骼肌是最主要的产热器官。

2）产热形式

寒战性产热：骨骼肌不随意节律收缩，屈肌和伸肌同时收缩，不做功但产热量很高。

代谢产热：机体所有组织器官都进行代谢产热，脂肪组织的产热量最大。

（2）机体的散热

1）散热途径：主要是皮肤，此外还有呼吸道、尿道、消化道。

2）散热方式：①当外界气温低于人体表层温度时，主要通过辐射、传导和对流方式散热，其散热量约占总量的70%。②当环境温度等于或高于体温时，蒸发散热是机体唯一的散热方式。蒸发散热有不感蒸发和发汗。③人在安静时，环境温度达30℃以上时，发汗为主要的散热方式。

3）临床应用：①利用冰帽、冰袋等传导散热方式，给予高热患者降温。②通过酒精、温水擦浴来帮助高热患者降温利用了蒸发散热这一原理。

3. 体温调节

（1）体温调定点学说

1）正常体温调定点：37℃。

2）过程：①体温大于37℃，散热增加，产热减少，体温降至37℃。②体温小于37℃，散热减少，产热增加，体温回升至37℃。

（2）体温调节基本中枢：下丘脑视前区－下丘脑前部（PO/AH）。

（3）体温调节方式：①自主性体温调节；②行为性体温调节。

【同步练习】

A1 型题

1. 生理学中的体温是指

　　A. 皮肤　　　　　　　　　　B. 机体深部平均温度

　　C. 脑　　　　　　　　　　　D. 骨骼肌

　　E. 心脏

2. 直肠正常温度为

　　A. 35.0～36.0℃　　　　　　　　　　B. 36.0～37.0℃

　　C. 36.0～37.4℃　　　　　　　　　　D. 36.7～37.7℃

　　E. 36.9～37.9℃

3. 人体直肠、口腔和腋窝温度正常值的关系是

　　A. 口腔温度 > 腋窝温度 > 直肠温度

　　B. 直肠温度 > 腋窝温度 > 口腔温度

　　C. 直肠温度 > 口腔温度 > 腋窝温度

　　D. 腋窝温度 > 口腔温度 > 直肠温度

　　E. 口腔温度 > 直肠温度 > 腋窝温度

4. 关于人体体温正常变化,描述正确的是

　　A. 正常同龄成年女性体温低于男性　　B. 下午1～6时最高

　　C. 正常体温1d内波动超过1℃　　　　D. 女性基础体温排卵日最高

　　E. 年龄越大体温越高

5. 机体安静时主要的产热器官是

　　A. 皮肤　　　　　　　B. 内脏　　　　　　　　C. 脑

　　D. 骨骼肌　　　　　　E. 心脏

6. 人主要的散热器官是

　　A. 皮肤　　　　　　　B. 呼吸道　　　　　　　C. 消化道

　　D. 尿道　　　　　　　E. 脑

7. 为患者用酒精擦浴降温属于

　　A. 增加蒸发散热　　　　　　　　　　B. 增加传导散热

　　C. 增加对流散热　　　　　　　　　　D. 增加辐射散热

　　E. 不感蒸发散热

8. 某日的天气温度为41℃时,户外工人的主要散热方式是

　　A. 辐射　　　　　　　　　　　　　　B. 传导

　　C. 对流　　　　　　　　　　　　　　D. 不感蒸发

　　E. 发汗

9. 影响蒸发散热最主要的因素是

　　A. 环境温度高　　　　　　　　　　　B. 空气对流差

　　C. 空气湿度大　　　　　　　　　　　D. 汗腺发育障碍

　　E. 体温调节功能紊乱

10. 体温调节的基本中枢位于
    A. 下丘脑视前区 - 下丘脑前部(PO/AH)
    B. 中脑
    C. 大脑皮质
    D. 脑干网状结构
    E. 延髓

A2 型题

11. 患儿,男,10 个月。因发热 3d 入院。护士遵医嘱在其周围放置冰袋进行物理降温,该措施属于
    A. 蒸发散热   B. 对流散热
    C. 传导散热   D. 辐射散热
    E. 传导散热和对流散热

A3/A4 型题

(12~13 题共用题干)患儿,男,4 岁。一天下午患儿和小朋友在屋外玩耍,回到家后其母亲感觉他的身体有些发热,于是用体温计为他测量体温,测量结果为 37.5℃。患儿的母亲认为他发热了,于是将其送进了医院。到医院后,护士为该患儿再次测量体温,结果为 36.8℃,护士告诉患儿的母亲,患儿没有发热。

12. 引起该患儿体温波动的因素是
    A. 年龄   B. 性别
    C. 体重   D. 肌肉活动
    E. 昼夜变化
13. 人体腋窝温度的正常值是
    A. 35.9~36.9℃   B. 36.0~37.0℃
    C. 36.0~37.4℃   D. 36.5~37.5℃
    E. 36.7~37.7℃

答案及解析

第一节　能量代谢

1. A   2. E   3. E   4. B   5. C   6. A   7. C   8. A   9. C
10. B   11. D   12. B

12. 正确答案:B

解析:行基础代谢率测定时应在基础状态,即人体处在清晨、清醒、静卧;室温

保持在 20～25℃;空腹,禁食 12h 后;处于精神安宁的状态。基础状态下代谢水平比较稳定,能量消耗也比较稳定。

第二节　体温

1. B　　2. E　　3. C　　4. B　　5. B　　6. A　　7. A　　8. E　　9. A

10. A　　11. C　　12. D　　13. C

11. 正确答案:C

解析:皮肤散热方式有辐射、传导、对流和蒸发。冰袋降温属于传导散热。

12. 正确答案:D

解析:人体体温受昼夜节律、性别差异、年龄、运动的影响。运动影响下发生体温升高为正常波动,题干中患儿和小朋友玩耍后体温测量结果为 37.5℃,是受运动肌肉活动的影响。

13. 正确答案:C

解析:正常人体腋窝温度为 36.0～37.4℃。

(刘　英)

第八章 | 尿的生成与排放

【常考知识点】

本章常考的知识点：①肾小球滤过率和肾糖阈的概念；②有效滤过压的形成；③几种物质的重吸收；④有效滤过压、滤过膜的通透性和面积、小管液溶质浓度对尿量的影响；⑤抗利尿激素、醛固酮的作用；⑥尿量异常及排尿异常的临床意义。

第一节 尿的生成过程

【知识要点】

肾脏是机体最重要的排泄器官，也是一个内分泌器官。尿生成包括三个基本过程：①肾小球的滤过；②肾小管和集合管的重吸收；③肾小管和集合管的分泌。

1. 尿量与尿液的理化特性

（1）尿量

1）正常尿量：正常成人每昼夜尿量为 1 000 ~ 2 000ml，平均为 1 500ml。

2）尿量异常

多尿：24h 尿量持续保持在 2 500ml 以上。

少尿：24h 尿量少于 400ml 或每小时少于 17ml。

无尿：24h 尿量少于 100ml 或 12h 内完全无尿。

（2）尿液的理化特性

1）颜色：正常新鲜尿液为淡黄色透明液体。

2）渗透压：尿液的渗透压一般高于血浆渗透压。

3）酸碱度：摄入较多富含蛋白质的食物时，尿液呈弱酸性；素食者尿液呈弱碱性。

4）比重：尿液比重在 1.015 ~ 1.025 之间。

5）气味：当患糖尿病酮症酸中毒时，呈烂苹果味。

2. 肾小球的滤过功能

（1）肾小球的滤过

1）概念：当血液流经肾小球毛细血管时，血浆中除大分子血浆蛋白以外的水、无机盐、小分子有机物等通过滤过膜进入肾小囊形成原尿的过程。

2）血浆与原尿比较：原尿中除蛋白质含量极少外，其余成分和浓度与血浆基本相同，因此原尿是血浆的超滤液。

（2）滤过膜：即肾小球毛细血管内皮细胞、基膜和肾小囊脏层足细胞的裂孔膜。滤过膜的三层结构既组成机械屏障，还起着电学屏障的作用。

（3）有效滤过压：肾小球有效滤过压 = 肾小球毛细血管血压 −（血浆胶体渗透压 + 肾小囊内压）。有效滤过压是肾小球滤过的动力。

（4）肾小球滤过率（glomerular filtration rate，GFR）：单位时间内（每分钟）两肾生成的原尿量称为肾小球滤过率。成年人的平均值约为 125ml/min，可作为衡量肾功能的重要指标。

3. 肾小管和集合管的重吸收功能

（1）重吸收的部位：肾小管各段和集合管都有重吸收能力，近端小管是重吸收的主要部位。正常情况下，葡萄糖、氨基酸几乎全部在近端小管重吸收。

（2）重吸收的方式：分为主动重吸收和被动重吸收两种方式。

（3）重吸收的特点：选择性和有限性。

（4）几种物质的重吸收

1）Na^+ 的重吸收率约为 99%，绝大部分 Na^+ 在近曲小管重吸收。

2）水的重吸收率为 99%，只有 1% 成为终尿。远曲小管和集合管重吸收水受抗利尿激素的调节，称为调节性重吸收。当机体缺水时，调节性重吸收增多，反之，调节性重吸收减少。

3）K^+ 重吸收量约占滤过量的 94%，主要在近端小管重吸收。

4）正常情况下，葡萄糖在近曲小管重吸收率接近 100%，所以终尿中不含葡萄糖。当血糖浓度超过一定限度，葡萄糖不能全部被重吸收而随尿液排出，导致糖尿。将尿中刚开始出现葡萄糖时的最低血糖浓度称为肾糖阈，正常值为 8.88 ~ 9.99mmol/L。

4. 肾小管和集合管的分泌排泄功能

（1）H^+ 的分泌：$H^+ - Na^+$ 交换，HCO_3^- 随 Na^+ 入血，具有排酸保碱、维持体内酸碱平衡的重要作用。

（2）NH_3 的分泌：间接地排酸保碱、维持酸碱平衡。

（3）K^+ 的分泌：K^+-Na^+ 交换，和 H^+-Na^+ 交换并存，两者之间存在竞争性抑制关系，H^+-Na^+ 增多时，K^+-Na^+ 交换减少；反之，K^+-Na^+ 交换增多时，H^+-Na^+ 交换减少。因此，酸中毒的患者往往伴有血钾升高。

【同步练习】

A1 型题

1. 人体最主要的排泄器官是
   A. 消化道   B. 皮肤
   C. 呼吸道   D. 肾
   E. 肛门

2. 少尿是指24h 尿量少于
   A. 100ml   B. 200ml
   C. 300ml   D. 400ml
   E. 500ml

3. 多尿是指24h 尿量超过
   A. 1 500ml   B. 2 000ml
   C. 2 500ml   D. 3 000ml
   E. 3 500ml

4. 无尿是指24h 尿量少于
   A. 100ml   B. 200ml
   C. 300ml   D. 400ml
   E. 500ml

5. 肾小球滤过的动力是
   A. 入球小动脉血压   B. 有效滤过压
   C. 出球小动脉血压   D. 肾动脉血压
   E. 血浆胶体渗透压

6. 原尿中葡萄糖的含量
   A. 高于血浆   B. 低于血浆
   C. 与血浆相同   D. 低于终尿
   E. 与血浆不同

7. 正常情况下终尿量占原尿的

A. 1%
B. 1.5%

C. 2%
D. 5%

E. 10%

8. 原尿的成分与血浆相比所**不同**的是

A. 葡萄糖含量
B. 尿素含量

C. Na^+ 含量
D. 蛋白质含量

E. 肌酐含量

9. 动物实验测得,肾小球毛细血管血压为45mmHg,血浆胶体渗透压为15mmHg,囊内压为10mmHg,问该动物肾小球的有效滤过压应为

A. 0mmHg
B. 5mmHg

C. 15mmHg
D. 20mmHg

E. 25mmHg

10. 正常情况下,肾小球滤过率是指每分钟

A. 两侧肾生成的原尿量
B. 每侧肾生成的原尿量

C. 两侧肾生成的血浆流量
D. 两肾生成的终尿量

E. 每侧肾生成的终尿量

11. 正常情况下,成人的肾小球滤过率为

A. 100ml/min
B. 125ml/min

C. 150ml/min
D. 165ml/min

E. 180ml/min

12. 通过肾小球滤出的葡萄糖,重吸收的部位在

A. 髓袢降支细段
B. 髓袢升支细段

C. 近端小管
D. 远曲小管

E. 集合管

13. 各段肾小管,重吸收物质种类最多、量最大的是

A. 髓袢升支细段
B. 远曲小管

C. 髓袢升支粗段
D. 髓袢降支细段

E. 近端小管

14. 调节性重吸收水的主要部位是

A. 近曲小管
B. 近端小管

C. 髓袢降支细段
D. 髓袢升支细段

E. 远曲小管与集合管

15. 重吸收 K^+ 的主要部位是

A. 近端小管
B. 髓袢降支细管

C. 髓袢升支细管
D. 远端小管

E. 集合管

16. 各段肾小管对 Na^+ 的重吸收量最大的部位是

A. 近端小管
B. 髓袢降支细段

C. 髓袢升支细段和粗段
D. 远曲小管

E. 集合管

17. 肾小管和集合管分泌的物质主要有

A. H^+ 和 K^+
B. NH_3 和 K^+

C. H^+ 和 NH_3
D. H^+、K^+ 和 NH_3

E. Na^+

18. 碱中毒时常伴有低血钾的主要原因是

A. H^+-Na^+ 交换减少、K^+-Na^+ 交换增多

B. 细胞破坏,释放 K^+ 增加

C. H^+-Na^+ 交换增多、K^+-Na^+ 交换减少

D. 重吸收 K^+ 增加

E. H^+-K^+ 交换增强

A2 型题

19. 患者,男,56 岁。以慢性低氧血症入院,患者出现代谢性酸中毒合并高钾血症,该患者血钾增高的原因是

A. 肾小管 K^+-Na^+ 交换增多

B. 肾小管 H^+-Na^+ 交换增多、K^+-Na^+ 交换减少

C. 肾小管 Na^+ 重吸收减少

D. 肾小球滤过率降低

E. 近端小管 K^+ 重吸收增多

20. 患者,男,70 岁。因肾衰竭住院,护士观察其 24h 尿量为 360ml。该患者的排尿状况是

A. 尿潴留
B. 正常

C. 尿量偏少
D. 少尿

E. 无尿

21. 患者，男性，56 岁。患尿毒症，精神萎靡，下腹无胀满，24h 尿量为 80ml。患者的排尿状况属于

    A. 尿潴留　　　　　　　　　　B. 正常

    C. 少尿　　　　　　　　　　　D. 无尿

    E. 尿失禁

第二节　尿生成的调节

【知识要点】

1. 影响肾小球滤过的因素

（1）有效滤过压

1）肾小球毛细血管血压：①全身血压 80～180mmHg 时，肾小球滤过率较稳定；②低于 80mmHg 时→肾小球有效滤过压↓→肾小球滤过率↓。当动脉血压降到 40mmHg 以下时，可出现少尿，甚至无尿。

2）血浆胶体渗透压↓→肾小球有效滤过压↑→肾小球滤过率↑。

3）肾小囊内压↑→肾小球有效滤过压↓→肾小球滤过率↓。

（2）滤过膜的通透性和面积

1）滤过膜的机械屏障受损→孔径↑→通透性↑→尿中出现蛋白质与红细胞。

2）滤过膜的电学屏障受损→负电荷↓→通透性↑→尿中出现蛋白质。

3）某些肾脏疾病时→有效滤过面积↓→滤过率↓→可引起少尿甚至无尿。

（3）肾小球血浆流量

1）交感神经↑→肾脏的血管收缩→肾脏血流量↓→肾小球滤过率明显↓。

2）去甲肾上腺素、肾上腺素分泌↑→肾脏的血管收缩→肾脏血流量↓→肾小球滤过率明显↓。

3）肾血流量↑→肾小球滤过率↑。

2. 影响肾小管和集合管重吸收及分泌的因素

（1）小管液溶质的浓度

1）小管液的溶质浓度↑→小管液的渗透压↑→水的重吸收↓→尿量↑→渗透性利尿。

2）临床应用：①甘露醇、山梨醇，能被肾小球滤过但不能被肾小管和集合管重

吸收,小管液溶质浓度升高,小管液的渗透压增大,水重吸收减少,尿量增多,达到利尿和消肿的目的。②糖尿病患者或静脉输注大量高渗葡萄糖,血糖浓度超过肾糖阈,小管液中的葡萄糖不能全部被重吸收,未被重吸收的葡萄糖造成小管液溶质浓度升高,渗透压增大,水的重吸收减少,尿量增多。

（2）抗利尿激素

1）来源:下丘脑视上核和室旁核的神经元胞体合成,对血浆晶体渗透压的变化非常敏感。

2）作用:提高远曲小管和集合管对水的通透性促进水的重吸收,导致尿量减少。

3）调节:①血浆晶体渗透压↑→渗透压感受器刺激↑→抗利尿激素分泌↑→水的重吸收↑→尿量↓,反之尿量↑;②循环血量↑→容量感受器刺激↑→抗利尿激素的释放↓→水的重吸收↓→尿量↑,反之尿量↓。

（3）醛固酮

1）来源:肾上腺皮质球状带合成分泌。

2）作用:促进远曲小管和集合管对 Na^+ 的主动重吸收和对 K^+ 的分泌。

3）调节:①肾素 – 血管紧张素 – 醛固酮系统的作用↑→醛固酮↑→尿量↓。②血 K^+ 浓度↑或血 Na^+ 浓度↓时,特别是血 K^+ 浓度↑→醛固酮↑→保 Na^+ 排 K^+,进而保水。

【同步练习】

A1 型题

1. 神经对肾血管的调节主要依靠

    A. 交感神经缩血管作用   B. 副交感神经缩血管作用

    C. 交感神经舒血管作用   D. 副交感神经舒血管作用

    E. 脊髓的背根舒血管纤维

2. 肾脏疾病出现蛋白尿的原因是

    A. 肾小管重吸收蛋白质减少   B. 血浆蛋白含量增多

    C. 滤过膜上唾液蛋白增多   D. 肾小球滤过率增加

    E. 滤过膜通透性增加

3. 下列各项中能使肾小球滤过率增加的是

    A. 大量失血   B. 剧烈运动

    C. 大量出汗   D. 肾血流量增加

E. 大量呕吐

4. 下列情况中肾小球滤过率基本保持不变的是

    A. 血浆胶体渗透压降低

    B. 滤过膜有效滤过面积减小

    C. 肾小囊内压升高

    D. 动脉血压在 $80 \sim 180$mmHg 范围内变动

    E. 血浆胶体渗透压升高

5. 给家兔静脉注射 20% 葡萄糖溶液 10ml，尿量增多的主要原因是

    A. 小管液溶质浓度增加   B. 肾小球有效滤过压增加

    C. 肾小球滤过率增加   D. 血容量增加

    E. 血浆晶体渗透压增加

6. 促使远曲小管和集合管重吸收 K^+ 和分泌 K^+ 的激素是

    A. 抗利尿激素   B. 醛固酮

    C. 血管紧张素   D. 心房钠尿肽

    E. 肾素

7. 促使抗利尿激素分泌增多的最敏感的刺激因素是

    A. 血浆晶体渗透压升高   B. 动脉血压升高

    C. 血浆胶体渗透压升高   D. 循环血量减少

    E. 容量感受器受到刺激

8. 饮大量清水后尿量增多的主要原因是

    A. 肾小球滤过率增加   B. 醛固酮分泌减少

    C. 血浆胶体渗透压降低   D. 抗利尿激素分泌减少

    E. 血浆晶体渗透压升高

9. 直接影响远曲小管和集合管重吸收水的激素是

    A. 醛固酮   B. 血管紧张素

    C. 抗利尿激素   D. 肾素

    E. 肾上腺素

10. 大量出汗时，尿量减少主要是由于

    A. 血浆晶体渗透压升高引起的抗利尿激素分泌增多

    B. 血浆胶体渗透压升高引起的抗利尿激素分泌增多

    C. 血容量增加导致的肾小球滤过率增多

    D. 容量减少引起的醛固酮分泌增多

E. 交感神经兴奋所致的血管升压素分泌增多

11. 醛固酮分泌将增多的情况是
    A. 血 Na^+ 升高和血 K^+ 降低
    B. 血 Na^+ 降低、血 K^+ 升高
    C. 血 Ca^{2+} 升高
    D. 血 Cl^- 升高
    E. 血中葡萄糖浓度升高

12. 与肾小球滤过**无关**的因素是
    A. 滤过膜的面积
    B. 滤过膜的通透性
    C. 血浆晶体渗透压
    D. 血浆胶体渗透压
    E. 肾小球毛细血管血压

13. 正常人的终尿中，**不应该**出现
    A. 尿酸
    B. 尿素
    C. NaCl
    D. 蛋白质
    E. 肌酐

14. 会导致肾小球滤过率升高的情况是
    A. 血浆胶体渗透压降低
    B. 血浆胶体渗透压升高
    C. 血浆晶体渗透压降低
    D. 血浆晶体渗透压升高
    E. 囊内压升高

A2 型题

15. 患者，男，25 岁。因感冒输液时，引起尿量增多的原因是
    A. 血浆晶体渗透压升高引起的抗利尿激素分泌增多
    B. 血浆胶体渗透压降低引起的抗利尿激素分泌减少
    C. 循环血量增加，引起抗利尿激素释放减少
    D. 循环血量减少，引起抗利尿激素释放增多
    E. 交感神经兴奋所致的尿量增多

16. 患者，女，48 岁。因脑水肿静脉注射甘露醇，引起尿量增多的原因是
    A. 增加肾小球滤过率
    B. 增加小管液中溶质的浓度
    C. 增加血浆胶体渗透压
    D. 增加血浆晶体渗透压
    E. 减少醛固酮的释放

17. 生理实验课，给家兔注射抗利尿激素后，尿量减少的原因是
    A. 远曲小管和集合管对水的通透性增高
    B. 肾小管外渗透压升高
    C. 远曲小管和集合管对尿素的重吸收增多

D. 肾小管内溶质浓度降低

E. 远曲小管和集合管对 Na^+ 重吸收增多

18. 患者, 男, 56 岁。静脉注射去甲肾上腺素尿量减少的主要机制是

A. 肾血流量减少   B. 肾小囊内压升高

C. 肾小囊内压降低   D. 血浆胶体渗透压升高

E. 肾小球毛细血管血压升高

19. 患者, 男, 30 岁。因外伤大出血出现低血压性休克, 尿量明显减少是因为

A. 肾血流量减少   B. 肾小囊内压降低

C. 肾小囊内压升高   D. 血浆胶体渗透压升高

E. 肾小球毛细血管血压升高

A3/A4 型题

(20 ~ 21 题共用题干) 患者, 男, 35 岁。3d 前劳累后发现血尿, 并感到乏力、两侧腰部钝痛, 入院检查, 24h 尿量为 400ml, 尿常规: 蛋白质(++), 红细胞(+++), 诊断为急性肾小球肾炎。

20. 该患者出现少尿的原因是

A. 肾小球滤过膜面积减小   B. 血糖浓度低于肾糖阈

C. 血容量减少   D. 肾小管对 Na^+ 的重吸收减少

E. 肾小管对 K^+ 的重吸收增多

21. 该患者出现血尿、蛋白尿的原因是

A. 滤过膜的通透性增大   B. 肾血流量减少

C. 肾小管对 K^+ 的重吸收增多   D. 肾小管对 Na^+ 的重吸收减少

E. 肾小球滤过膜面积减小

(22 ~ 23 题共用题干) 某患者近两年来食欲增强, 伴多尿、多饮、消瘦, 化验室检查: 尿糖(+++), 空腹血糖为 13.1mmol/L, 诊断为糖尿病。

22. 患者尿中含糖的原因是

A. 血糖浓度高于肾糖阈   B. 血糖浓度低于肾糖阈

C. 血容量减少   D. 血浆胶体渗透压升高

E. 肾小管对 K^+ 的重吸收增多

23. 导致该患者多尿的原因是

A. 肾小管对水的通透性降低   B. 肾小球滤过率增大

C. 小管液溶质浓度增高   D. 肾小管对 Na^+ 的重吸收减少

E. 血容量增大

第三节 尿 的 排 放

【知识要点】

1. 排尿反射

（1）中枢：①初级中枢位于脊髓腰骶段。②高级中枢位于大脑皮质。

（2）过程：尿量达 400～500ml 时→膀胱内压↑→膀胱壁上的牵张感受器↑→冲动沿盆神经→脊髓腰骶段初级中枢→大脑皮质高级中枢→产生尿意→若环境条件许可→大脑皮质↑→脊髓腰骶段→盆神经↑→膀胱逼尿肌收缩、尿道括约肌舒张；同时→阴部神经↓→尿道外括约肌舒张，尿液排出。

2. 排尿异常

（1）尿潴留：当脊髓骶段初级排尿中枢受损时，膀胱内充满尿液而不能排出。

（2）尿失禁：当骶段以上脊髓受损伤或昏迷患者，排尿反射仍存在，但失去意识控制。

（3）尿频：当膀胱炎症或机械性刺激（如膀胱结石）时，引起排尿次数过多，而每次尿量并不多。

【同步练习】

A1 型题

1. 排尿反射的初级中枢位于

    A. 脊髓胸腰段   B. 下丘脑

    C. 脊髓骶段   D. 延髓

    E. 脊髓腰段

2. 高位截瘫患者排尿障碍表现为

    A. 尿失禁   B. 无尿

    C. 尿潴留   D. 尿崩症

    E. 尿频

3. 腰骶部脊髓损伤后，表现为

    A. 尿失禁   B. 尿潴留

C. 少尿   D. 多尿

E. 尿频

4. 盆神经受损时,排尿功能障碍的表现是

A. 尿失禁   B. 尿潴留

C. 尿频   D. 尿急

E. 尿痛

A2 型题

5. 患者,男,50 岁。在工作时高空坠落,脊髓腰骶段横断出现尿失禁,该患者尿失禁产生的机制是

A. 初级排尿中枢与大脑皮质失去联系

B. 脊髓初级排尿中枢损伤

C. 排尿反射传入神经损伤

D. 排尿反射传出神经损伤

E. 膀胱损伤

6. 患者,女,48 岁。膀胱结石合并膀胱炎症,该患者排尿功能障碍的表现是

A. 尿失禁   B. 尿潴留

C. 尿频   D. 无尿

E. 多尿

答案及解析

第一节　尿的生成过程

1. D　　2. D　　3. C　　4. A　　5. B　　6. C　　7. A　　8. D　　9. D

10. A　　11. B　　12. C　　13. E　　14. E　　15. A　　16. A　　17. D　　18. A

19. B　　20. D　　21. D

19. 正确答案:B

解析:慢性低氧血症患者出现代谢性酸中毒的情况下,H^+–Na^+ 交换增多,K^+–Na^+ 交换减少,K^+ 排出障碍,导致高血钾。

20. 正确答案:D

解析:24h 尿量少于 400ml 或每小时少于 17ml 称为少尿;该患者 24h 尿量为 360ml,小于 400ml。

21. 正确答案:D

解析:24h 尿量少于 100ml 称为无尿;该患者 24h 尿量为 80ml 小于 100ml。

第二节　尿生成的调节

1. A　　2. E　　3. D　　4. D　　5. A　　6. B　　7. A　　8. D　　9. C

10. A　　11. B　　12. C　　13. D　　14. A　　15. C　　16. B　　17. A　　18. A

19. A　　20. A　　21. A　　22. A　　23. C

15. 正确答案：C

解析：当大量输液时，循环血量增加，引起抗利尿激素释放减少，水的重吸收减少，尿量增加。

16. 正确答案：B

解析：甘露醇、山梨醇等，能被肾小球滤过但不能被肾小管和集合管重吸收，增加小管液中溶质的浓度，从而增加了小管液渗透压，使水的重吸收减少尿量增多，达到利尿和消肿的目的。

17. 正确答案：A

解析：抗利尿激素的主要生理作用是增加远曲小管和集合管上皮细胞对水的通透性，促进水的重吸收，导致尿量减少。

18. 正确答案：A

解析：静脉注射去甲肾上腺素，肾脏的血管收缩，使肾脏血流量减少，肾小球滤过率明显减少，尿量减少。

19. 正确答案：A

解析：大失血、严重缺氧、中毒性休克等紧急情况下，肾脏的血管收缩，使肾脏血流量减少，肾小球滤过率明显减少，尿量减少。

20. 正确答案：A

解析：当机体出现急性肾小球肾炎等疾病时，由于肾小球毛细血管管腔狭窄甚至完全阻塞，使有滤过功能的肾小球数量减少，从而导致肾小球有效滤过面积减小，肾小球滤过率也会减少，出现少尿，严重者甚至出现无尿。

21. 正确答案：A

解析：某些疾病如肾病综合征、肾小球肾炎或缺氧，滤过膜被破坏，滤过膜上带负电荷的糖蛋白减少或消失，滤过膜的通透性增大，原本不能通过滤过膜的蛋白质甚至红细胞滤出，导致出现蛋白尿或血尿。

22. 正确答案：A

解析：葡萄糖的重吸收仅限于近曲小管，血糖浓度高于肾糖阈，葡萄糖不能全部被重吸收而随尿液排出，导致糖尿。

23. 正确答案：C

解析:该患者葡萄糖存留在小管液中,造成小管液溶质浓度增高,渗透压升高,水重吸收减少,导致多尿现象。

第三节　尿的排放

1. C　　2. A　　3. B　　4. B　　5. A　　6. C

5. 正确答案:A

解析:脊髓骶段以上损伤或昏迷,导致排尿反射的初级中枢与高级中枢联系中断,从而引起排尿失去意识控制的症状称为尿失禁。

6. 正确答案:C

解析:尿意频繁、排尿次数过多而每次排尿量少称为尿频。尿频多由膀胱炎症或机械刺激等引起的。

（王文庆）

第九章 感觉器官

【常考知识点】

本章常考知识点：①感受器的一般生理特性；②视近物时眼的调节方式；③眼的折光异常种类、产生原因及矫正方法；④感光细胞的分类及功能；⑤声波传导途径；⑥中耳、耳蜗、前庭、半规管的功能。

第一节 概　　述

【知识要点】

1. 感受器和感觉器官的概念

（1）感受器：是分布在体表或组织内部的一些专门感受机体内、外环境变化的结构或装置。

（2）感觉器官：由感受器及其附属结构组成。人体最主要的感觉器官有视觉器官、听觉器官和前庭器官等。

2. 感受器的一般生理特性

（1）感受器的适宜刺激：感受器的适宜刺激是指每种感受器都有其最敏感、最易接受的刺激形式。

（2）感受器的换能作用：感受器能把各种形式的刺激能量转换为传入神经的动作电位，这种能量转换称为感受器的换能作用。

（3）感受器的编码功能：感受器在感受刺激的过程中，将刺激所包含的环境变化的信息转移到动作电位的序列中，起到了转移信息的作用，称为感受器的编码功能。

（4）感受器的适应现象：当强度恒定的刺激持续作用于感受器时，传入神经冲动的发放频率逐渐降低，此现象称为感受器的适应现象。

A1 型题

1. 专门感受机体内、外环境变化的结构或装置称为

    A. 受体   B. 感受器

    C. 分析器   D. 感觉器官

    E. 特殊器官

2. 下列结构中，属于感觉器官的是

    A. 痛觉感受器   B. 冷敏神经元

    C. 本体感受器   D. 前庭器官

    E. 触觉感受器

3. 各种感受器均各有其最敏感、最容易接受的刺激形式，称为感受器的

    A. 阈值   B. 阈刺激

    C. 感觉阈值   D. 适宜刺激

    E. 适宜强度

4. 当刺激感受器时，刺激虽仍持续，但传入纤维上的冲动频率却已开始下降，这种现象称为感受器的

    A. 疲劳   B. 抑制

    C. 适应现象   D. 阻滞

    E. 衰减

5. 以下**不属于**感受器的特性的是

    A. 适宜刺激   B. 换能作用

    C. 编码功能   D. 适应现象

    E. 分析综合

第二节 视 觉 器 官

【知识要点】

1. 眼的折光功能

（1）眼的折光系统与成像

1）眼的折光系统：角膜、房水、晶状体和玻璃体。晶状体的折光力最大。

2）眼折光成像的原理：凸透镜的成像原理相似，用简化眼来说明成像功能。

（2）眼的调节：正常人眼看 6m 以外物体，不须要调节就能形成清晰的物像。看 6m 以内物体时，须要进行相应的调节，才能形成清晰的物像。

1）晶状体的调节

过程：视近物时，睫状肌收缩，悬韧带松弛，晶状体变凸，折光力增大，使物像前移落在视网膜上。视远物时，则相反。

近点：通常把眼作最大调节所能看清物体的最近距离。

老视：随年龄的增长，晶状体的弹性减弱，调节能力降低，视近物不清楚，又称老花眼。可佩戴凸透镜进行矫正。

2）瞳孔的调节：有两种情况——瞳孔近反射和瞳孔对光反射。

瞳孔近反射：看近物时，晶状体凸度增大，瞳孔缩小。

瞳孔对光反射：强光照射眼时，瞳孔缩小，在光线减弱或离开眼后则散大。互感性对光反射：瞳孔对光反射的效应是双侧性的，光照一侧眼时，双侧眼的瞳孔均缩小。

瞳孔对光反射中枢：中脑。

3）双眼球会聚：当双眼注视由远移近的物体时，双眼视轴同时向鼻侧会聚的现象，称为双眼球会聚，主要作用是避免复视。

（3）眼的折光异常：其主要原因和矫正方法见表9-1。

表9-1 三种折光异常的比较

折光异常	产生原因	矫正方法
近视	眼球前后径过长或折光力过强，物体成像于视网膜之前	佩戴凹透镜
远视	眼球前后径过短或折光力过弱，物体成像于视网膜之后	佩戴凸透镜
散光	角膜经纬线曲率半径不一致，不能在视网膜上清晰成像	佩戴圆柱形透镜

2. 眼的感光换能功能

（1）视网膜的感光细胞：视网膜的感光细胞有视杆细胞和视锥细胞两种（表9-2）。

（2）视网膜的光化学反应

1）视杆细胞的光化学反应

感光物质：视紫红质，由视蛋白和视黄醛构成。

光化学反应：视紫红质在光照下分解，在暗处重新合成。

表 9-2　视锥细胞与视杆细胞的比较

细胞	分布	特点	功能
视锥细胞	主要分布于视网膜的中央部，中央凹最密集	对光敏感性低，主要接受强光刺激，能辨色，分辨力强	明视觉、色觉
视杆细胞	主要分布于视网膜的周边部	对光敏感性高，主要接受暗光刺激，不能辨色，分辨力弱	暗视觉

临床应用：在视紫红质分解和合成的过程中要消耗部分视黄醛，依靠维生素 A 来补充。长期维生素 A 摄入不足，影响人的暗视觉，引起夜盲症。

2）视锥细胞与色觉

视锥细胞种类：三种视锥细胞，含有红、绿、蓝三种感光色素。

色觉：三种视锥细胞以一定的比例兴奋，传到视觉中枢，便产生不同的颜色感觉。

临床应用：色觉障碍主要有色盲和色弱。色盲多与遗传因素有关。色弱通常由后天因素引起。

3. 与视觉有关的几种生理现象

（1）视力

1）概念：视力也称为视敏度，眼对物体细微结构的分辨能力。

2）衡量标准：视角的大小。视角越小，表明视力越好。

（2）视野

1）概念：用单眼注视正前方一点不动时，该眼所能看到的最大空间范围。

2）不同颜色视野的范围：白色视野最大，黄色、蓝色、红色、绿色视野依次递减。

（3）暗适应和明适应：两种现象均与视紫红质代谢有关。

【同步练习】

A1 型题

1. 眼的折光系统包括

    A. 角膜、脉络膜、房水、玻璃体　　B. 角膜、房水、晶状体、玻璃体

    C. 角膜、晶状体、睫状体、玻璃体　　D. 角膜、房水、晶状体、睫状体

    E. 角膜、晶状体、睫状体、房水

2. 当眼视近物时，眼的调节包括

    A. 晶状体变凸，瞳孔扩大，双眼球会聚

B. 晶状体变凸,瞳孔缩小,双眼球会聚

C. 晶状体变薄,瞳孔扩大,双眼球会聚

D. 晶状体变薄,瞳孔缩小,双眼球会聚

E. 晶状体变凸,瞳孔缩小

3. 眼经过充分发挥调节作用能够看清眼前物体的最近点,称为

    A. 主点   B. 节点

    C. 近点   D. 远点

    E. 焦点

4. 正视眼看 6m 以外物体时,眼的调节是

    A. 瞳孔缩小   B. 两眼球内聚

    C. 晶状体变凸   D. 不进行任何调节

    E. 支配睫状肌的副交感神经兴奋

5. 远视,须要戴什么眼镜矫正

    A. 凹透镜   B. 凸透镜

    C. 圆柱形透镜   D. 平面透镜

    E. 玻璃镜

6. 与人眼视近物时的调节有关的是

    A. 角膜形状   B. 房水多少

    C. 晶状体形状   D. 眼球位置

    E. 玻璃体

7. 散光,须要戴什么眼镜矫正

    A. 圆柱形透镜   B. 凹透镜

    C. 凸透镜   D. 平面透镜

    E. 玻璃镜

8. 瞳孔对光反射中枢位于

    A. 延髓   B. 脑桥

    C. 中脑   D. 脊髓

    E. 脑干

9. 当用光照射正常人的左眼时

    A. 左眼瞳孔缩小,右眼瞳孔不变   B. 右眼瞳孔缩小,左眼瞳孔不变

    C. 左眼瞳孔缩小,右眼瞳孔扩大   D. 两眼瞳孔都不变

    E. 两眼瞳孔均缩小

10. 当近视眼看远处物体时,物体成像于
    A. 视网膜之后　　　　　　　　　B. 视网膜上
    C. 视网膜之前　　　　　　　　　D. 晶状体
    E. 玻璃体

11. 当远视眼看近处物体时,物体成像于
    A. 视网膜之后　　　　　　　　　B. 视网膜上
    C. 视网膜之前　　　　　　　　　D. 晶状体
    E. 玻璃体

12. 远视眼产生的主要原因是
    A. 眼球前后径过短　　　　　　　B. 眼球前后径过长
    C. 晶状体弹性减弱　　　　　　　D. 眼的折光不变
    E. 角膜的经纬曲率不一致

13. 散光产生的原因是
    A. 眼球前后径过短　　　　　　　B. 眼球前后径过长
    C. 晶状体弹性减弱　　　　　　　D. 眼的折光不变
    E. 角膜的经纬曲率不一致

14. 视杆细胞中的感光色素是
    A. 视蛋白　　　　　　　　　　　B. 视黄醛
    C. 视紫红质　　　　　　　　　　D. 视青质
    E. 视色素

15. 视杆细胞的功能描述正确的是
    A. 暗视觉　　　　　　　　　　　B. 能辨别颜色
    C. 明视觉　　　　　　　　　　　D. 光的敏感性低
    E. 分辨力强

16. 视锥细胞的功能描述正确的是
    A. 暗视觉　　　　　　　　　　　B. 不能辨别颜色
    C. 明视觉,色觉　　　　　　　　　D. 光的敏感性高
    E. 分辨力弱

17. 与视紫红质的合成增强有关,使暗适应产生的视网膜细胞是
    A. 视锥细胞　　　　　　　　　　B. 视杆细胞
    C. 双极细胞　　　　　　　　　　D. 水平细胞
    E. 无长突细胞

18. 下列颜色视野中,范围最小的为
    A. 黄色　　　　　　　　　　B. 白色
    C. 绿色　　　　　　　　　　D. 红色
    E. 蓝色

19. 单眼固定地注视前方不动,此时该眼所能看到的范围称为视野。在同一光照条件下,视野最大的颜色是
    A. 红色　　　　　　　　　　B. 黄色
    C. 蓝色　　　　　　　　　　D. 绿色
    E. 白色

A2 型题

20. 患者,男,58 岁。因夜间或白天在黑暗处视物不清被诊断为夜盲症。夜盲症发生的原因是
    A. 长期维生素 A 摄入不足　　B. 视紫红质分解增强,合成减弱
    C. 视蛋白合成障碍　　　　　D. 视黄醛过多
    E. 视紫红质过多

21. 患者,女,45 岁。因视近物不清被诊断为老视。老视的产生原因是
    A. 眼球变形使前后径变短　　B. 角膜各方向曲度变大
    C. 晶状体变混浊　　　　　　D. 玻璃体变形使折光力减弱
    E. 晶状体弹性减退

第三节　位置觉、听觉器官

【知识要点】

1. 耳的听觉功能

(1) 外耳的功能

1) 组成:耳郭、外耳道、鼓膜。

2) 功能:①耳郭有收集声波、判断声源方向的功能。②外耳道有传音、提高声音强度的作用。③鼓膜与声波同步振动,并将声波传递给听骨链。

(2) 中耳的功能

1) 组成:听骨链、鼓室、咽鼓管。

2）功能：中耳的主要功能是将声波振动能量传入内耳。

听骨链：把鼓膜的高振幅低压强的振动转换为低振幅高压强的振动，传向前庭窗。

咽鼓管：维持鼓室内与外界大气压的平衡，对维持鼓膜的正常形态、位置和振动性能具有重要意义。

3）应用：当人体快速大幅度升降（飞机升降、电梯升降），咽鼓管鼻咽部的开口不能及时开放，会引起鼓室内外气压的不平衡，张口、吞咽动作可以起到缓解改善的作用。

（3）声波传入内耳的途径

1）种类：气传导、骨传导两种，正常情况下以气传导为主。

2）途径

气传导：声波→外耳道→鼓膜→听骨链→前庭窗→内耳耳蜗。声波传导的主要途径。

骨传导：声波→颅骨振动→耳蜗内淋巴振动。在正常听觉中骨传导作用甚微，其敏感性比气传导低得多。

3）临床应用

传音性耳聋：临床上通过音叉检查患者气传导和骨传导的情况，如鼓膜或中耳病变时，气传导受损，引起传音性耳聋，此时骨传导不受影响。

感音性耳聋：当耳蜗病变引起感音性耳聋时，气传导和骨传导均异常。

（4）内耳耳蜗的功能

1）耳蜗的基本结构

耳蜗组成：前庭阶、鼓阶、蜗管。

声音感受器位置：基底膜上，称为螺旋器或柯蒂器。

声音感受器组成：由内、外毛细胞和支持细胞等组成。

2）耳蜗的感音换能作用：耳蜗基底膜的振动→毛细胞受到刺激→耳蜗内发生电变化→毛细胞相连的听神经产生动作电位→传入听觉中枢，产生听觉。

3）耳蜗对声音的初步分析：正常人耳能听到声波的频率范围是 $20 \sim 20\,000$Hz。

2. 位置觉和运动觉功能

（1）前庭的功能：前庭内有椭圆囊、球囊，其内各有一囊斑。囊斑是头部位置及直线变速运动的感受器。当人体头部位置改变或作直线变速运动时，产生头部位置或变速运动感觉，同时引起姿势反射，维持身体平衡。

（2）半规管的功能：人体两侧内耳各有三个相互垂直的半规管。每条半规管一端都有膨大的壶腹，内有壶腹嵴。壶腹嵴是旋转变速运动的感受器。当身体或头部进行旋转变速运动时,产生的神经冲动经前庭神经传入中枢,产生旋转感觉,并引起姿势反射,维持身体平衡。

（3）前庭反应

1）前庭反应:前庭器官的传入冲动除引起一定的位置觉和运动觉外,还引起各种不同骨骼肌和内脏功能的改变。

2）前庭自主神经反应:若对前庭器官的刺激过强或过久,或前庭功能过于敏感时,则会出现恶心、呕吐、眩晕、皮肤苍白、心率加快等现象。严重时可发生晕车、晕船等现象。

【同步练习】

A1 型题

1. 鼓膜发生病变引起

    A. 传音性耳聋   B. 感音性耳聋

    C. 高频听力受损   D. 低频听力受损

    E. 听力无影响

2. 声波传入内耳的描述**错误**的是

    A. 声波传入内耳的途径有气传导和骨传导两种

    B. 声波传入内耳的主要途径是气传导

    C. 声波传入内耳的主要途径是骨传导

    D. 骨传导的敏感性比气传导低得多

    E. 耳蜗病变引起感音性耳聋。

3. 正常人耳能听到声波的频率范围是

    A. $2 \sim 20Hz$ B. $2 \sim 200Hz$

    C. $20 \sim 200Hz$ D. $20 \sim 2\,000Hz$

    E. $20 \sim 20\,000Hz$

4. 乘飞机升降时,做吞咽动作的生理意义是

    A. 调节耳蜗基底膜两侧的压力平衡

    B. 调节前庭膜两侧的压力平衡

    C. 调节中耳与内耳之间的压力平衡

    D. 调节鼓室与大气压之间的压力平衡

    E. 使鼓室形成负压

5. 听觉的感受器—螺旋器位于耳蜗的

    A. 前庭膜　　　　　　　　　　　B. 耳石膜

    C. 盖膜　　　　　　　　　　　　D. 基底膜

    E. 第二鼓膜

6. 耳蜗的主要功能是

    A. 集音作用　　　　　　　　　　B. 判断音源作用

    C. 增压作用　　　　　　　　　　D. 感音换能作用

    E. 平衡觉作用

7. 声波传导中,听骨链的作用是使振动的

    A. 幅度减小,压强减小　　　　　B. 幅度减小,压强增大

    C. 幅度增大,压强增大　　　　　D. 幅度增大,压强减小

    E. 幅度不变,压强增大

8. 半规管壶腹嵴的适宜刺激是

    A. 直线匀速运动　　　　　　　　B. 直线加速运动

    C. 旋转匀速运动　　　　　　　　D. 旋转加速运动

    E. 直线减速运动

9. 椭圆囊斑的适宜刺激是

    A. 直线匀速运动　　　　　　　　B. 直线变速运动

    C. 旋转匀速运动　　　　　　　　D. 旋转变速运动

    E. 直线运动和旋转变速运动

10. 前庭器官过度敏感的人,一般的前庭刺激会引起

    A. 耳鸣,耳聋　　　　　　　　　B. 呼吸频率减慢

    C. 晕车,晕船,眩晕呕吐　　　　D. 头痛

    E. 心率减慢

A2 型题

11. 某儿童,在游乐园坐旋转椅游玩时,突然出现恶心、呕吐、眩晕、皮肤苍白等现象,分析最可能的原因是产生了

    A. 低血压　　　　　　　　　　　B. 低血糖

    C. 脑缺血　　　　　　　　　　　D. 低血钙

    E. 前庭自主神经反应

A3/A4 型题

(12～13 题共用题干)患者,男,17 岁。因右耳被打后疼痛和听力下降,被诊断

为鼓膜穿孔。

12. 鼓膜穿孔可引起
    A. 气传导功能丧失　　　　　B. 耳全聋
    C. 感音功能消失　　　　　　D. 骨传导功能减弱
    E. 气传导功能减弱

13. 声波传入内耳的主要途径为
    A. 外耳道→鼓膜→听骨链→前庭窗→内耳耳蜗
    B. 咽鼓管→鼓室→内耳耳蜗
    C. 外耳道→鼓膜→听骨链→蜗窗→内耳耳蜗
    D. 颅骨→耳蜗内淋巴
    E. 外耳道→鼓膜→鼓室→蜗窗→内耳耳蜗

答案及解析

第一节　概述

1. B　　2. D　　3. D　　4. C　　5. E

第二节　视觉器官

1. B　　2. C　　3. C　　4. D　　5. B　　6. C　　7. A　　8. C　　9. E
10. C　　11. A　　12. A　　13. E　　14. C　　15. A　　16. C　　17. B　　18. C
19. E　　20. A　　21. E

20. 正确答案：A

解析：在视紫红质分解和合成的过程中要消耗部分视黄醛，依靠食物中的维生素 A 来补充，长期维生素 A 摄入不足，会影响人的暗视觉，引起夜盲症。题设已明确诊断为夜盲症。

21. 正确答案：E

解析：随年龄的增长，由于晶状体的弹性减弱，眼的调节能力降低，视近物不清，出现老视。

第三节　位置觉、听觉器官

1. A　　2. C　　3. E　　4. D　　5. D　　6. D　　7. B　　8. D　　9. B
10. C　　11. E　　12. E　　13. A

11. 正确答案：E

解析：对前庭器官的刺激过强或过久，以及前庭功能过于敏感时，则会出现恶心、呕吐、眩晕、皮肤苍白、心率加快等现象，称为前庭自主神经反应。

12. 正确答案: E

解析: 如果鼓膜或中耳病变时, 气传导受损, 引起传音性耳聋, 此时骨传导不受影响。题设提示患者听力下降。

13. 正确答案: A

解析: 声波传入内耳的主要途径是气传导, 其途径: 声波→外耳道→鼓膜→听骨链→前庭窗→内耳耳蜗。

（张 明）

第十章 | 神经系统的功能

【常考知识点】

本章常考的知识点：①突触、牵涉痛、牵张反射、脊髓休克、去大脑僵直的概念；②神经纤维传导兴奋、突触传递的特征、突触的结构及突触传递的过程；③特异性投射与非特异性投射；④内脏痛的特点和牵涉痛临床应用；⑤躯体感觉区；⑥牵张反射的类型及意义；⑦小脑对躯体运动、内脏活动中枢的调节；⑧交感神经与副交感神经的主要功能；⑨外周神经递质和受体；⑩快波睡眠与非快波睡眠。

第一节 神经元活动的一般规律

【知识要点】

1. 神经元和神经纤维

（1）神经元

1）结构：胞体和突起两部分；突起又分为树突和轴突。

2）功能：接受、整合和传递信息。

（2）神经纤维

1）结构：神经元的轴突或长突起与裹在外面的髓鞘或神经膜共同形成神经纤维。

2）功能：传导神经冲动（即传导兴奋）。

3）兴奋传导特征：①生理完整性（神经纤维受损、被切断、导致其结构丧失完整性，低温、麻醉导致其功能完整性丧失均可发生传导阻滞）。②绝缘性。③双向性。④相对不疲劳性。

2. 神经元间的信息传递

（1）突触概念：神经元之间、神经元与非神经元之间相互接触并传递信息的部位。

（2）突触基本结构：经典的化学突触由突触前膜、突触间隙和突触后膜三部分组成。

（3）突触传递过程：突触前神经元通过传递信息引起突触后神经元活动的过程，称为突触传递。突触传递是电－化学－电的过程。

1）兴奋性突触传递：突触前膜释放兴奋性递质与突触后膜受体结合，后膜 Na^+ 通道开放，后膜 Na^+ 内流，去极化，产生兴奋性突触后电位（EPSP）。

2）抑制性突触传递：突触前膜释放抑制性递质与突触后膜受体结合，后膜 Cl^- 通道开放，后膜 Cl^- 内流，超极化，产生抑制性突触后电位（IPSP）。

（4）突触传递的特征：①单向传递；②突触延搁（又称中枢延搁；在反射活动中，兴奋通过的突触数量越多，反射所需时间越长）；③总和；④兴奋节律的改变；⑤后发放；⑥对内环境变化敏感和易疲劳性。

（5）神经递质和受体

1）神经递质：神经递质是指由突触前神经元合成并释放，能特异性地与突触后神经元或效应器细胞上的受体结合，并产生一定效应的信息传递物质。中枢递质根据其化学结构不同，分类见表10-1。

表10-1　中枢神经递质分类

分类	主要成分
胆碱类	乙酰胆碱
胺类	去甲肾上腺素、肾上腺素、多巴胺、5-羟色胺、组胺
氨基酸类	谷氨酸、甘氨酸、γ-氨基丁酸、天冬氨酸（又称门冬氨酸）
肽类	P物质、脑啡肽、阿片样肽、内啡肽、下丘脑调节肽
嘌呤类	腺苷、ATP

2）受体：受体是指细胞膜上或细胞内能与某些化学物质特异性结合，并诱发特定生物学效应的特殊化学物质。

【同步练习】

A1 型题

1. 神经系统的基本结构和功能单位是

　A. 神经组织　　　　　　　　　　　B. 神经纤维

C. 神经元   D. 神经胶质细胞

E. 突触

2. 神经纤维的主要功能是

    A. 接受体外环境的刺激   B. 传导兴奋

    C. 整合、分析信息   D. 换能作用

    E. 传递兴奋

3. 临床上普鲁卡因用于局部麻醉,作用机制是影响了神经纤维的

    A. 单向传递   B. 双向传导

    C. 绝缘性   D. 功能完整性

    E. 结构完整性

4. 关于动作电位在神经纤维上的传导特征描述**错误**的是

    A. 生理完整性   B. 绝缘性

    C. 双向性   D. 相对不疲劳性

    E. 级联放大

5. 神经元与神经元之间最主要的联系方式是

    A. 血液循环   B. 突触

    C. 动作电位   D. 轴浆运输

    E. 运动终板

6. 兴奋性突触后电位主要依赖突触后膜的

    A. Ca^{2+} 内流   B. Ca^{2+} 外流

    C. Na^+ 内流   D. Na^+ 外流

    E. K^+ 外流

7. 抑制性突触后电位主要依赖突触后膜的

    A. Ca^{2+} 内流   B. Ca^{2+} 外流

    C. Na^+ 内流   D. Na^+ 外流

    E. Cl^- 内流

8. 反射时间的长短主要取决于

    A. 刺激的性质

    B. 刺激的强度

    C. 感受器的敏感度

    D. 神经的传导速度

    E. 神经中枢突触的多少

9. 关于突触传递特征的叙述中，**错误**的是

    A. 单向传递   B. 突触延搁

    C. 兴奋节律不变   D. 兴奋的总和

    E. 易疲劳

10. 产生抑制性突触后电位（IPSP）的主要机制是

    A. 突触前末梢神经递质释放减少   B. 突触后膜发生超极化

    C. 突触后膜 Na^+ 电导降低   D. 中间神经元受抑制

    E. 突触后膜发生复极化

第二节　神经系统的感觉功能

【知识要点】

1. 丘脑及其感觉投射系统

（1）丘脑功能：丘脑是除嗅觉外的各种感觉传入通路的重要中继站，并能对感觉传入信息进行初步分析和综合。

（2）感觉投射系统：丘脑各部分向大脑皮层的投射。两类感觉投射系统的组成、特点和功能见表 10-2。

1）丘脑特异性投射系统：丘脑特异性感觉接替核及其投射至大脑皮层的神经通路。

2）丘脑非特异性投射系统：丘脑非特异性感觉接替核及其投射至大脑皮层的神经通路。

表 10-2　丘脑特异性投射系统和丘脑非特异性投射系统的区别

项目	丘脑特异性投射系统	丘脑非特异性投射系统
传导途径	有专一的传导途径	无专一的传导途径
投射特点	点对点投射	弥散性投射
投射部位	大脑皮层的特定感觉区	大脑皮层的广泛区域
主要功能	引起特定感觉，激发大脑皮层发出传出冲动	维持与改变大脑皮层的兴奋或觉醒状态

2. 大脑皮层的感觉分析功能

（1）躯体（体表）感觉区投射规律：①交叉投射，即躯体一侧的传入冲动向对侧皮层投射，头面部双侧投射；②投射区域的大小取决于感觉分辨精细程度；③投射区域的空间定位是倒置的，头面部是正立的。

（2）大脑皮质是各种感觉的最高中枢。不同感觉在大脑皮质有不同的感觉功能定位区（表10-3）。

表10-3 大脑皮质感觉中枢定位

中枢名称	功能定位
躯体感觉区	第一躯体感觉区位于中央后回及旁中央小叶后部
视觉区	枕叶距状裂上、下缘
听觉区	颞上回和颞横回
嗅觉区	边缘叶的前底部

3. 痛觉

（1）概念：是一种与组织损伤或潜在组织损伤有关的不愉快感觉和情感性体验，是一种警示和保护的信号。

（2）痛觉感受器及致痛物质

1）痛觉感受器：游离神经末梢。

2）致痛物质：组胺、5-羟色胺、缓激肽等。

3）痛觉的产生：刺激达到一定强度，对组织细胞造成损伤时，就能产生致痛物质，使游离神经末梢去极化，引起痛觉。

（3）皮肤痛觉

1）快痛：尖锐和定位准确的"刺痛"，其产生和消失迅速，感觉清楚。

2）慢痛：定位不准确的钝痛或烧灼痛，持续时间较长，并常伴有情绪反应及心血管和呼吸等方面的变化。

（4）内脏痛与牵涉痛

1）内脏痛的特点：①发生缓慢，持续时间较长；②定位不准确、呈弥散性；③对机械牵拉、缺血、痉挛和炎症等刺激敏感，对切割、烧灼等刺激不敏感；④常引起不愉快的情绪反应，并伴有恶心、呕吐、出汗和心血管及呼吸活动的改变；⑤常伴有牵涉痛。

2）牵涉痛：某些内脏疾病引起体表部位发生疼痛或痛觉过敏的现象。临床上可根据内脏牵涉痛部位（表10-4）来观察病情，协助诊断疾病。

表10-4　常见内脏疾病牵涉痛的部位

器官	心脏	胃、胰腺	肝、胆囊	肾、输尿管	阑尾	子宫
常见疾病	心绞痛 心肌梗死	胃溃疡 胰腺炎	胆囊炎 胆结石	肾结石、输尿管结石	阑尾炎	痛经
体表疼痛部位	心前区左肩 左臂尺侧	左上腹 肩胛间	右上腹 右肩胛区	腰背部 腹股沟区	上腹部 脐周	下腹部 腰骶背部

【同步练习】

A1 型题

1. 大脑皮层的躯体感觉区在
   A. 中央前回
   B. 中央后回
   C. 枕叶皮层
   D. 颞叶皮层
   E. 大脑皮层内侧面

2. 大脑皮质视觉代表区主要位于
   A. 中央前回
   B. 中央后回
   C. 枕叶
   D. 颞叶
   E. 边缘系统

3. 大脑皮质听觉代表区主要位于
   A. 中央前回
   B. 中央后回
   C. 枕叶
   D. 颞叶
   E. 边缘系统

4. 下列关于丘脑非特异性投射系统的叙述，正确的是
   A. 由丘脑向大脑皮层投射具有点对点的投射关系
   B. 引起特定的感觉
   C. 维持大脑觉醒状态
   D. 是所有感觉的上行传导通道
   E. 维持睡眠状态

5. 关于特异性投射的特点，描述**错误**的是

    A. 有专一的传导途径

    B. 点对点投射

    C. 弥散性投射

    D. 大脑皮层的特定感觉区

    E. 引起特定感觉，激发大脑皮层发出传出冲动

6. 牵涉痛是指

    A. 内脏及腹膜受牵拉时产生的感觉

    B. 肌肉和肌腱受牵拉时产生的痛觉

    C. 伤害性刺激作用于内脏痛觉感受器

    D. 伤害性刺激作用于皮肤痛觉感受器

    E. 内脏痛引起体表特定部位的疼痛或痛觉过敏

7. 下列刺激中，**不易**引起内脏痛的是

    A. 切割   B. 牵拉

    C. 缺血   D. 痉挛

    E. 炎症

8. 符合内脏痛特征的是

    A. 对炎症刺激不敏感   B. 对烧灼刺激很敏感

    C. 对刺激分辨能力强   D. 定位不准确

    E. 一定伴有牵涉痛

9. 由心脏疾病引发的牵涉痛通常发生在

    A. 心前区、左肩和左臂尺侧   B. 左上腹和肩胛间

    C. 右肩胛和右臂尺侧   D. 上腹部、脐周围区

    E. 下腹部、腹股沟区

10. 由胆道疾病引发的牵涉痛通常发生在

    A. 心前区、左肩和左臂尺侧   B. 右上腹、右肩胛区

    C. 左上腹、左肩胛区   D. 上腹部、脐周围区

    E. 下腹部、腹股沟区

11. 由阑尾炎引发的牵涉痛通常发生在

    A. 心前区、左肩和左臂尺侧   B. 右上腹、右肩胛区

    C. 下腹部腰骶背部   D. 上腹部、脐周

    E. 腰背部、腹股沟区

第三节　神经系统对躯体运动的调节

1. 脊髓对躯体运动的调节

（1）脊髓的运动神经元与运动单位

1）躯体运动调节的基本反射中枢：脊髓。

2）α运动神经元：脊髓前角中的α运动神经元支配骨骼肌的梭外肌，引发随意运动。

3）γ运动神经元：脊髓前角中的γ运动神经元支配骨骼肌的梭内肌，其作用是调节肌梭的敏感性。

4）运动单位：由一个α运动神经元及其所支配的全部肌纤维所组成的功能单位，称为运动单位。

（2）牵张反射

1）概念：由神经支配的骨骼肌受到外力牵拉而伸长时，引起受牵拉的同一块肌肉反射性收缩。

2）类型：腱反射、肌紧张。

腱反射：快速牵拉肌腱时发生的牵张反射，表现为被牵拉肌肉快速而明显地缩短。若腱反射减弱或消失，提示该反射弧有损伤；若腱反射亢进，提示控制脊髓的高位中枢有病变。

肌紧张：肌紧张是指缓慢持续牵拉肌腱时发生的牵张反射，表现为受牵拉的肌纤维轻度而持续地收缩。肌紧张是维持躯体姿势最基本的反射。

3）反射弧

①感受器（肌梭）→②传入神经→③中枢（脊髓）→④传出神经→⑤效应器（肌纤维）。牵张反射的显著特点是感受器和效应器在同一肌肉中。

（3）脊髓休克

1）概念：当脊髓与高位中枢突然离断后，断面以下的脊髓暂时丧失反射活动的能力，进入无反应状态的现象。

2）表现：断面以下的骨骼肌紧张性下降或消失，外周血管扩张，血压下降，发汗反射消失，粪、尿潴留。

2. 脑干对躯体运动的调节

（1）脑干网状结构易化区：脑干网状结构中加强肌紧张及肌肉运动的区域，称为易化区，其范围广，能自动发放神经冲动。

（2）脑干网状结构抑制区：脑干网状结构中抑制肌紧张及肌肉运动的区域，称为抑制区，其范围小，不能自动发放神经冲动。

（3）去大脑僵直

1）概念：在中脑上、下丘之间切断脑干，动物出现四肢强直，坚硬如柱，头尾昂起、脊柱挺硬，呈角弓反张的状态。

2）临床应用：临床上患者出现去大脑僵直现象，往往表明病变已严重侵犯了脑干，是预后不良的信号。

3. 小脑对躯体运动的调节

（1）前庭小脑：主要功能是控制身体的平衡和眼球的运动。

（2）脊髓小脑：主要功能是调节肌紧张，协调随意运动。

（3）皮层小脑：主要功能是参与随意运动的策划和程序的编制，使运动协调、精巧和快速进行。

（4）临床表现：小脑损伤，患者出现意向性震颤、小脑性共济失调等表现。

1）意向性震颤：随意运动的力量、方向及限度发生紊乱，在动作进行过程中肌肉发生抖动而把握不住方向，尤其在精细动作的终末出现震颤。

2）小脑性共济失调：走路摇晃呈蹒跚状，沿直线行走则更不平稳；动作笨拙，且越迅速则协调障碍越明显。

4. 大脑皮层对躯体运动的调节

（1）大脑皮层运动区

1）定位：中央前回及中央旁小叶前部。

2）特点：①交叉性支配，即一侧大脑皮层支配对侧躯体的骨骼肌，头面部大部分为双侧性支配；②运动代表区的大小与运动的精细复杂程度成正相关；③功能定位精细，呈倒置安排，头面部正立。

（2）运动的传出通路

1）锥体系

组成：皮质脊髓束、皮质核束。

功能：支配躯体四肢、头面部骨骼肌运动，能维持姿势，控制精细技巧性运动。

2）锥体外系

组成：主要包括基底神经节、小脑、脑干中的红核与黑质等结构。

功能：主要是调节肌紧张和协调随意运动。

3）临床应用

弛缓性瘫痪（又称为软瘫）：牵张反射（包括腱反射和肌紧张）减弱或消失，肌肉松弛，并逐渐出现肌肉萎缩，巴宾斯基征阴性，见于脊髓运动神经元损伤，如脊髓灰质炎。

痉挛性瘫痪（又称为硬瘫）：牵张反射亢进，肌肉萎缩不明显，巴宾斯基征阳性，常见于中枢性损伤，如内囊出血引起的卒中。

【同步练习】

A1 型题

1. 关于人类大脑皮层运动区的特点，描述**错误**的是

    A. 呈正置安排

    B. 运动代表区的大小与运动的精细复杂程度成正相关

    C. 对躯体运动的支配呈交叉性

    D. 位于中央前回及中央旁小叶前部

    E. 功能定位精细

2. 牵张反射的感受器是

    A. 肌梭   B. 肌腱

    C. 肌纤维   D. 脊髓

    E. 骨骼

3. 下列关于脊髓休克表现的描述**错误**的是

    A. 大小便失禁

    B. 血压下降

    C. 断面以下脊髓支配的骨骼肌紧张性降低

    D. 发汗反射消失

    E. 断面以下脊髓反射活动消失

4. 维持躯体姿势的最基本方式是

    A. 屈肌反射   B. 肌紧张反射

    C. 腱反射   D. 对侧伸肌反射

    E. 膝跳反射

5. 走路摇晃呈酩酊蹒跚状时，最有可能损伤的部位是

    A. 前庭神经   B. 皮层运动区

C. 小脑   D. 基底神经节

E. 丘脑

6. 大脑皮层的躯体运动区在

   A. 大脑皮层内侧面   B. 中央后回

   C. 枕叶皮层   D. 颞叶皮层

   E. 中央前回

7. 意向性震颤主要发生病变的部位是

   A. 脊髓   B. 皮层

   C. 小脑   D. 丘脑

   E. 脑干网状结构

8. 下列关于小脑功能的描述**错误**的是

   A. 调节内脏活动

   B. 维持身体平衡

   C. 调节肌紧张

   D. 协调随意运动

   E. 皮层小脑使运动协调、精巧和快速进行

9. 在中脑的上、下丘之间横断脑干后，动物将出现

   A. 脊髓休克   B. 昏睡

   C. 共济失调   D. 死亡

   E. 去大脑僵直

10. 躯体运动调节的基本反射中枢是

   A. 大脑皮层   B. 中脑

   C. 脑桥   D. 延髓

   E. 脊髓

11. 前庭小脑的主要功能是

   A. 维持躯体平衡   B. 调节肌紧张

   C. 协调随意运动   D. 发动随意运动

   E. 控制随意运动

12. 关于弛缓性瘫痪（又称为软瘫）下列说法正确的是

   A. 牵张反射亢进   B. 牵张反射减弱或消失

   C. 肌肉萎缩不明显   D. 巴宾斯基征阳性

   E. 常见于中枢性损伤

13. 痉挛性瘫痪（又称为硬瘫）下列说法正确的是

    A. 牵张反射亢进   B. 牵张反射减弱或消失

    C. 见于脊髓运动神经元损伤   D. 巴宾斯基征阴性

    E. 肌肉松弛，并逐渐出现肌肉萎缩

A2 型题

14. 患者，男，28岁。自建筑工地高空坠下致脊髓腰段横断，出现下肢肌张力下降，腱反射消失，大、小便潴留。此时患者的状态属于

    A. 脊髓初级排尿中枢损伤   B. 膀胱麻痹

    C. 脊髓休克   D. 排尿反射传入神经受损

    E. 排尿反射传出神经受损

第四节　神经系统对内脏活动的调节

【知识要点】

1. 自主神经的结构与生理功能

（1）分类和功能：自主神经的主要功能见表10-5。

表10-5　交感神经和副交感神经的主要功能

器官系统	交感神经	副交感神经
循环器官	心率加快，心肌收缩能力增强	心率减慢，心肌收缩能力减弱
	腹腔内脏血管、皮肤血管、唾液腺血管收缩；骨骼肌血管收缩（肾上腺素能）或舒张（胆碱能）	部分血管舒张
呼吸器官	支气管平滑肌舒张	支气管平滑肌收缩、黏液分泌增加
消化器官	抑制胃肠运动，促进括约肌收缩，抑制胆囊活动，抑制消化腺分泌，分泌黏稠唾液	促进胃肠运动，使括约肌舒张，促进胆囊收缩，促进消化液分泌，分泌稀薄唾液
泌尿器官	膀胱逼尿肌舒张，尿道内括约肌收缩	膀胱逼尿肌收缩，尿道内括约肌舒张
生殖器官	已孕子宫收缩，未孕子宫舒张	
眼	瞳孔扩大	瞳孔缩小、促进泪腺分泌
皮肤	竖毛肌收缩，促进汗腺分泌	

（2）生理意义

1）交感神经系统：在于动员贮备能量，以适应环境的急剧变化。

2）副交感神经系统：在于促进消化、吸收、排泄和生殖等活动，加强合成代谢，积蓄能量，有利于机体的休整和体能恢复。

2. 自主神经的信息传递

（1）自主神经的神经递质：乙酰胆碱、去甲肾上腺素。两种递质和受体的分布、阻断剂见表10-6。

（2）自主神经的受体：胆碱受体、肾上腺素受体。

表 10-6　主要递质、受体及其阻断剂

递质	受体	受体分布	阻断剂
乙酰胆碱	毒蕈碱受体（M受体）	副交感神经节后纤维、少数交感神经节后纤维支配的效应器的细胞膜	阿托品
	烟碱受体（N受体）	N_1受体分布自主神经节突触后膜（终板膜） N_2受体分布骨骼肌的突触后膜	筒箭毒阻断N_1和N_2受体 六烃季铵阻断N_1受体 十烃季铵阻断N_2受体
去甲肾上腺素	α受体	α_1受体主要分布血管、子宫、瞳孔开大肌 α_2受体主要分布于小肠	酚妥拉明阻断α_1受体和α_2受体 哌唑嗪阻断α_1受体 育亨宾阻断α_2受体
	β受体	β_1受体主要分布于心脏 β_2受体主要分布于血管、子宫、小肠、支气管	普萘洛尔阻断β_1受体和β_2受体 阿替洛尔阻断β_1受体 丁氧胺阻断β_2受体

（3）M样作用

1）概念：乙酰胆碱与M受体结合产生的效应。

2）表现：心脏活动抑制，支气管平滑肌、胃肠平滑肌、膀胱逼尿肌、瞳孔括约肌收缩，消化腺、汗腺分泌增加，骨骼肌血管舒张等。

3）临床应用：有机磷农药中毒时，患者会表现出过强的M样作用，同时会出现全身骨骼肌发生肌纤维颤动。阿托品是M受体阻滞剂，可用于缓解有机磷农药中毒时患者出现的M样症状，还可用于扩瞳和解除平滑肌痉挛等。

3. 内脏活动的中枢调节

（1）脊髓对内脏活动的调节

1）内脏反射活动初级中枢：脊髓。

2）内脏反射活动：血管运动、发汗、排尿、排便等，但这些反射平时受高位中枢的控制。

（2）脑干对内脏活动的调节：①"生命中枢"位于延髓。②呼吸调整中枢位于脑桥。③角膜反射中枢位于脑桥。④瞳孔对光反射中枢位于中脑。

（3）下丘脑对内脏活动的调节：下丘脑的调节涉及体温、摄食、水平衡、生物节律、情绪反应和内分泌活动等生理过程。

（4）大脑皮层对内脏活动的调节：①调节呼吸运动、胃肠、瞳孔、膀胱等器官的生理活动。②与情绪、食欲、性欲、生殖、防御、学习和记忆等活动有密切关系。

【同步练习】

A1 型题

1. 与下丘脑功能**无关**的是
    A. 调节体温
    B. 发动随意运动
    C. 调节水平衡
    D. 摄食行为
    E. 调节内分泌

2. 属于胆碱受体的是
    A. M 和 α 受体
    B. M、N_1 和 N_2 受体
    C. M 和 α、β 受体
    D. N 和 α、β 受体
    E. α、$β_1$、$β_2$ 受体

3. 副交感神经兴奋可引起
    A. 瞳孔缩小
    B. 糖原分解
    C. 心率加快
    D. 骨骼肌血管舒张
    E. 竖毛肌收缩

4. **不属于**交感神经兴奋的效应的是
    A. 竖毛肌收缩
    B. 支气管舒张
    C. 促进消化液分泌
    D. 瞳孔扩大
    E. 心率加快

5. 交感神经兴奋可引起
   A. 瞳孔缩小
   B. 心率加快
   C. 支气管平滑肌收缩
   D. 胃肠蠕动增强
   E. 逼尿肌收缩

6. 排尿、排便、发汗等反射活动的初级中枢位于
   A. 边缘叶
   B. 基底神经节
   C. 丘脑
   D. 脊髓
   E. 小脑

7. 人的基本生命中枢位于
   A. 延髓
   B. 脑桥
   C. 下丘脑
   D. 小脑
   E. 大脑

8. 人类调节生物节律的中枢位于
   A. 大脑皮质
   B. 大脑髓质
   C. 下丘脑
   D. 丘脑
   E. 小脑

9. 骨骼肌终板膜上的受体是
   A. α 受体
   B. β_1 受体
   C. N_1 受体
   D. N_2 受体
   E. M 受体

10. 导致心肌收缩加强的肾上腺素受体是
    A. α 受体
    B. β_1 受体
    C. N_1 受体
    D. N_2 受体
    E. M 受体

11. 属于副交感神经兴奋表现的是
    A. 心跳加快加强
    B. 支气管平滑肌舒张
    C. 瞳孔散大
    D. 胃肠运动加强
    E. 胰岛素分泌减少

12. 交感神经和副交感神经主要释放的神经递质是
    A. 肾上腺素和去甲肾上腺素
    B. 乙酰胆碱和去甲肾上腺素
    C. 多巴胺和乙酰胆碱
    D. 5- 羟色胺和多巴胺
    E. γ- 氨基丁酸和乙酰胆碱

13. 能被酚妥拉明阻断的受体是

    A. α受体   B. β受体   C. N_1受体

    D. N_2受体   E. M受体

14. 属于M样作用的是

    A. 心脏活动兴奋   B. 支气管平滑肌收缩

    C. 胃肠道平滑肌舒张   D. 膀胱逼尿肌舒张

    E. 骨骼肌血管收缩

15. 大量使用阿托品后,会出现

    A. 心率减慢   B. 支气管平滑肌收缩

    C. 胃肠平滑肌舒张   D. 瞳孔缩小

    E. 骨骼肌舒张

16. 能被阿托品阻断的受体是

    A. α受体   B. N_1受体

    C. M受体   D. β受体

    E. N_2受体

17. 能被普萘洛尔阻断的受体是

    A. α受体   B. β受体

    C. N_1受体   D. N_2受体

    E. M受体

18. 能被筒箭毒阻断的受体是

    A. α受体   B. $β_1$受体

    C. $β_2$受体   D. N受体

    E. M受体

A3/A4 型题

(19~21题共用题干)患者,男,35岁。给农作物喷洒有机磷农药,不慎泄漏引起中毒。

19. 有机磷农药中毒后,患者会出现的典型症状是

    A. 瞳孔极度缩小   B. 心率加快

    C. 胃肠平滑肌舒张   D. 唾液减少,口干舌燥

    E. 四肢干燥无汗

20. 患者有机磷农药中毒,急救时静脉大量输注阿托品治疗。因其可以阻断

    A. M样作用   B. N样作用

    C. α样作用　　　　　　　　　　　　D. β样作用

    E. θ样作用

21. 当患者有机磷农药中毒急救时,静脉大量输注阿托品进行治疗,阿托品使用后**无效**的症状是

    A. 大汗与流涎　　　　　　　　　　B. 肠痉挛

    C. 心率减慢　　　　　　　　　　　D. 肌束震颤

    E. 瞳孔缩小

(22～23题共用题干)患者,女,38岁。因"意识不清2h"口吐白沫,皮肤湿冷,为浅昏迷状态,查体发现瞳孔呈针尖样大小,对光发射迟钝,心率减慢,血压下降。

22. 若该患者为药物中毒,最有可能中毒的药物是

    A. 镇静催眠药　　　　　　　　　　B. 降压药

    C. 降糖药　　　　　　　　　　　　D. 有机磷农药

    E. 镇痛药

23. 若要对该患者进行救治,更合理的治疗是

    A. 静脉输注利尿药　　　　　　　　B. 静脉输注葡萄糖

    C. 静脉输注阿托品　　　　　　　　D. 静脉输注碳酸氢钠

    E. 静脉输注多巴胺

第五节　脑的高级功能

【知识要点】

1. 脑电图　大脑皮层的神经元具有电活动。通过脑电图仪记录的自发脑电活动,称为脑电图。正常脑电图波形及主要特征见表10-7。

表10-7　正常脑电图波形及主要特征

脑电波	主要特征
α波	为慢波,成人清醒、安静、闭眼时出现
β波	为快波,成人活动时
θ波	为慢波,成人困倦时、少年正常脑电波
δ波	为慢波,成人熟睡时、婴幼儿正常脑电波

2. 觉醒与睡眠

（1）觉醒时从事各种体力和脑力活动，应对环境变化。

（2）睡眠时，体力和脑力得到恢复，还能增强免疫、促进生长和发育、提高学习和记忆能力、有助于情绪的稳定。

1）非快波睡眠：此期脑电波呈现同步化慢波的时相，称为非快波睡眠（正相睡眠）。生长激素分泌明显增多，有利于促进生长和体力恢复。

2）快波睡眠：此期脑电波为去同步化快波而称为快波睡眠（异相睡眠），又称为快速眼球运动睡眠。脑血流量增加，脑细胞蛋白质合成增多，有利于婴幼儿神经系统和智力发育，促进精力恢复，增强记忆力。

【同步练习】

A1 型题

1. 非快波睡眠期的特征是

    A. 唤醒阈提高   B. 生长激素分泌明显增强

    C. 脑电波呈去同步化波   D. 眼球出现快速运动

    E. 脑血流明显增加，脑蛋白合成增加

2. 成人清醒、闭眼时的脑电波是

    A. α 波   B. β 波

    C. δ 波   D. θ 波

    E. λ 波

3. 大脑皮层处于紧张活动时脑电活动主要表现为

    A. α 波   B. β 波

    C. δ 波   D. θ 波

    E. δ 波和 θ 波

4. 关于脑电图的叙述，正确的是

    A. 皮层自发电位变化图   B. 皮层诱发电位变化图

    C. 觉醒、睁眼时多为 α 波   D. 成人安静、闭目时多为 β 波

    E. 直接在皮层表面引导的电位变化

5. 有利于促进生长和体力恢复的睡眠时相是

    A. N 波睡眠   B. M 波睡眠

    C. β 波睡眠   D. 非快波睡眠

        E. 快波睡眠
6. 有利于婴幼儿神经系统和智力发育,促进精力恢复,增强记忆力的睡眠时相是
        A. α波睡眠   B. δ波睡眠
        C. θ波睡眠   D. 非快波睡眠
        E. 快波睡眠

答案及解析

第一节　神经元活动的一般规律

1. C　　2. B　　3. D　　4. E　　5. B　　6. C　　7. E　　8. E　　9. C

10. B

第二节　神经系统的感觉功能

1. B　　2. C　　3. D　　4. C　　5. C　　6. E　　7. A　　8. D　　9. A

10. B　　11. D

第三节　神经系统对躯体运动的调节

1. A　　2. B　　3. A　　4. B　　5. C　　6. E　　7. C　　8. A　　9. E

10. E　　11. A　　12. B　　13. A　　14. C

14. 正确答案:C

解析:当脊髓与高位中枢突然离断后,断面以下的脊髓暂时丧失反射活动的能力,进入无反应状态的现象,称为脊髓休克。

第四节　神经系统对内脏活动的调节

1. B　　2. B　　3. A　　4. C　　5. B　　6. D　　7. A　　8. C　　9. D

10. B　　11. D　　12. B　　13. A　　14. B　　15. C　　16. C　　17. B　　18. D

19. A　　20. A　　21. D　　22. D　　23. C

19. 正确答案:A

解析:当有机磷农药中毒时,患者会表现出心率减慢、瞳孔缩小、多汗、流涎、腹痛等症状。

20. 正确答案:A

解析:阿托品是M受体阻滞剂,可用于缓解有机磷农药中毒时患者出现的M样症状,还可用于扩瞳和解除平滑肌痉挛等。

21. 正确答案:D

解析:阿托品是M受体阻滞剂,只能缓解患者M样症状,肌束震颤是烟碱样作用(N样作用)。

22. 正确答案:D

解析:患者表现出 M 样症状,极有可能是有机磷中毒。

23. 正确答案:C

解析:阿托品是乙酰胆碱受体阻滞剂,可以缓解患者的症状。

第五节　脑的高级功能

1. B　　2. A　　3. B　　4. A　　5. D　　6. E

（许穗平　吕秉华）

第十一章 ｜ 内 分 泌

本章常考的知识点：①激素的概念、分类；②激素作用的一般特征；③生长激素、肾上腺素和去甲肾上腺素的生理作用；④甲状腺激素、甲状旁腺激素、糖皮质激素、胰岛素的生理作用及分泌调节；⑤生长激素、甲状腺激素、糖皮质激素、胰岛素分泌异常所引发的疾病。

第一节　概　述

【知识要点】

1. 内分泌系统

（1）内分泌系统组成：内分泌腺、散在的内分泌细胞。

（2）主要的内分泌腺：垂体、甲状腺、甲状旁腺、肾上腺、胰岛、性腺。

2. 激素

（1）概念：是由内分泌腺或散在的内分泌细胞分泌的高效能生物活性物质。

（2）分类：含氮激素、类固醇激素。

1）含氮激素：主要包括蛋白质类、肽类和胺类激素，如垂体激素、甲状腺激素、胰岛素等。这类激素易被胃肠道消化酶破坏，临床应用一般通过注射，不宜口服。

2）类固醇激素：由肾上腺皮质和性腺分泌的激素，如皮质醇、醛固酮、雌激素、孕激素、雄激素等。这类激素不易被胃肠道消化液所破坏，口服可被吸收。

3. 激素作用的一般特征

（1）信息传递作用：激素是一种信使物质，仅起到传递某种信息的作用。

（2）特异性作用：选择性地作用于靶器官或靶细胞，产生生理作用。

（3）高效能作用：生理状态下，激素在血液中含量甚微，但作用十分明显。

（4）激素间的相互作用

1）协同作用：如生长素、糖皮质激素和胰高血糖素等具有协同升高血糖的作用。

2）拮抗作用：如胰岛素能降低血糖，而胰高血糖素能升高血糖，两者表现为拮抗作用。

3）允许作用：糖皮质激素本身并不能使血管平滑肌收缩，但它的存在会使去甲肾上腺素更有效地发挥收缩血管的作用。

【同步练习】

A1 型题

1. **不属于**含氮激素的是

    A. 生长激素　　　　　　　　　B. 抗利尿激素

    C. 胰岛素　　　　　　　　　　D. 甲状腺激素

    E. 糖皮质激素

2. 糖皮质激素本身没有缩血管效应，但能加强去甲肾上腺素的缩血管作用，这称为

    A. 协同作用　　　　　　　　　B. 拮抗作用

    C. 反馈作用　　　　　　　　　D. 允许作用

    E. 辅助作用

3. 血中激素浓度虽然很低，但生理作用却十分显著，其原因是

    A. 激素传递信息的速度较快　　B. 激素的特异性很高

    C. 激素分泌的持续时间长　　　D. 激素有高效能的生物放大作用

    E. 激素之间具有相互作用

4. 下列**不属于**激素作用的一般特征的是

    A. 无特异性　　　　　　　　　B. 信息传递作用

    C. 激素间有协同作用　　　　　D. 激素间有拮抗作用

    E. 高效作用

5. 下列**不属于**内分泌腺的是

    A. 下丘脑　　　　　　　　　　B. 甲状腺

    C. 胰岛　　　　　　　　　　　D. 肾上腺

    E. 胃腺

6. 内分泌系统的组成包括

    A. 心脏和心肌细胞   B. 内分泌腺和散在的内分泌细胞

    C. 胰腺和胰腺细胞   D. 肾上腺和肾上腺细胞

    E. 胃腺和胃腺细胞

7. 激素按化学性质可分为

    A. 蛋白质类和肽类激素   B. 肽类和胺类激素

    C. 含氮激素和类固醇激素   D. 蛋白质类和胺类激素

    E. 蛋白质类和性腺激素

第二节　下丘脑与垂体

【知识要点】

1. 下丘脑 – 腺垂体系统　下丘脑内侧基底部的小细胞神经元分泌 9 种下丘脑调节激素，通过垂体门脉系统运至腺垂体，调节腺垂体的内分泌活动，构成了下丘脑 – 腺垂体系统。

2. 下丘脑 – 神经垂体系统　视上核和室旁核合成的抗利尿激素和催产素，通过下丘脑垂体束轴浆运输到神经垂体贮存，当机体需要时，可由神经垂体释放入血，构成了下丘脑 – 神经垂体系统。

3. 腺垂体激素

（1）生长激素

1）促进生长：①促进机体各组织器官的生长，特别是骨骼和肌肉的生长，但对脑的发育无影响。②幼年时期缺乏生长激素患侏儒症，若分泌过多患巨人症。③成人生长激素分泌过多患肢端肥大症。

2）调节物质代谢：①蛋白质代谢：促进蛋白质的合成，抑制蛋白质的分解。②脂肪代谢：促进脂肪分解，增强脂肪酸的氧化。③糖代谢：抑制外周组织对葡萄糖的摄取和利用，减少葡萄糖的消耗，使血糖浓度升高。

（2）催乳素

1）对乳腺的作用：促进乳腺生长发育，引起并维持泌乳。

2）对性腺的作用：①促进排卵、黄体生成及孕激素与雌激素的分泌。②在男性可促进前列腺及精囊的生长，促进睾酮的合成。

（3）促黑素细胞激素：刺激黑色素细胞产生黑色素，使皮肤、毛发的颜色加深。

（4）促激素：这类激素具有促进各自靶腺生长发育和分泌的双重功能，故统称为促激素，主要包括以下4种：

1）促甲状腺激素：促进甲状腺腺细胞增生，合成并分泌甲状腺激素。

2）促肾上腺皮质激素：促进肾上腺皮质增生，合成并分泌糖皮质激素。

3）促性腺激素：包括以下两种：

卵泡刺激素：女性促进卵巢内卵泡生长发育并成熟。在男性中，则称为"精子生成素"，促进精子生成。

黄体生成素：女性促进卵巢内黄体生成，在男性中，则称为"间质细胞刺激素"，促进雄激素分泌。

4. 垂体后叶激素　神经垂体本身不能合成激素，只能贮存和释放两种激素：抗利尿激素和催产素。

（1）抗利尿激素：生理剂量下，可促进远曲小管和集合管对水的重吸收而发挥抗利尿作用。大剂量下，能收缩全身小动脉，使外周阻力增加，血压升高。

（2）催产素：主要的靶器官是子宫和乳腺。

1）对子宫的作用：可使子宫，特别是妊娠子宫强烈收缩，有利于胎儿的娩出。临床上，分娩后可适量应用催产素以减少产后出血。

2）对乳腺的作用：催产素是分娩后刺激乳腺排放乳汁的关键激素。哺乳期，催产素能使乳腺腺泡周围的肌上皮细胞收缩，使乳汁排出，并维持乳腺泌乳。

【同步练习】

A1 型题

1. **不是**生长激素作用的是

    A. 促进脑的生长发育　　　　　　　　B. 促进骨骼和肌肉的生长发育

    C. 促进蛋白质合成　　　　　　　　　D. 升高血糖

    E. 促进脂肪分解

2. 巨人症的引起是由于幼年时期

    A. 生长激素分泌过多　　　　　　　　B. 甲状腺激素分泌过多

    C. 糖皮质激素分泌不足　　　　　　　D. 胰岛素分泌不足

    E. 甲状旁腺素分泌不足

3. 成年人生长激素分泌过多可引起

    A. 侏儒症   B. 呆小病   C. 巨人症

    D. 肢端肥大症   E. 黏液性水肿

4. 幼年时生长激素分泌不足可引起

    A. 侏儒症   B. 呆小病   C. 巨人症

    D. 肢端肥大症   E. 黏液性水肿

5. 下列**不是**促激素的是

    A. 促黑素细胞激素   B. 促甲状腺激素

    C. 促肾上腺皮质激素   D. 卵泡刺激素

    E. 黄体生成素

6. 腺垂体分泌的激素**不包括**

    A. 催乳素   B. 生长激素

    C. 黄体生成素   D. 卵泡刺激素

    E. 催产素

7. 引起女性青春期乳腺发育的激素是

    A. 生长素   B. 甲状腺激素

    C. 催乳素   D. 雌激素

    E. 缩宫素

8. 有关神经垂体的叙述,正确的是

    A. 合成抗利尿激素和催产素   B. 贮存抗利尿激素和催产素

    C. 释放抗利尿激素和催乳素   D. 其功能与垂体门脉系统有关

    E. 下丘脑调节性多肽影响其功能

A2 型题

9. 患者,男性,40 岁。因脑肿瘤浸润下丘脑室旁核,其所致分泌障碍的激素是

    A. 黄体生成素   B. 生长激素

    C. 抗利尿激素   D. 促肾上腺皮质激素

    E. 催乳素

10. 患者,女,30 岁。足月顺产一男孩。医生在胎盘娩出后,为加强子宫收缩,预防产后出血,可给予

    A. 催产素   B. 抗利尿素

    C. 雌激素   D. 孕激素

    E. 去甲肾上腺素

第三节 甲状腺和甲状旁腺

甲状腺是人体最大的内分泌腺。

1. 甲状腺激素

（1）分泌部位：甲状腺滤泡上皮细胞。

（2）种类：T_3、T_4 两种。

（3）主要原料：碘、甲状腺球蛋白。

（4）对新陈代谢的影响

1）能量代谢：①提高组织的耗氧量，使产热量增加，基础代谢率（basal metabolic rate，BMR）增高。②甲状腺功能亢进患者，因产热量增加，而喜凉怕热、多汗、BMR增高。③甲状腺功能减退患者，因产热量减少，而喜热畏寒、BMR 降低。

2）物质代谢

糖代谢：促进葡萄糖的吸收，增强肝糖原分解，抑制肝糖原合成，使血糖升高；促进外周组织对葡萄糖的利用使血糖降低。升糖作用较强。甲状腺功能亢进时易出现血糖升高。

蛋白质代谢：生理剂量能促进蛋白质合成，有利于机体的生长发育。甲状腺功能亢进时，会加速蛋白质分解，特别是骨骼肌的蛋白质分解，导致肌肉消瘦和乏力。甲状腺功能减退导致蛋白质合成障碍，组织间的黏蛋白沉积，使水分子滞留皮下，引起黏液性水肿。

脂代谢：主要是影响胆固醇代谢。对胆固醇的降解作用大于胆固醇的合成。

（5）对生长发育的影响：主要是促进脑和骨的发育。在胚胎或婴幼儿时期分泌不足，表现为生长发育迟缓、身材矮小、智力低下，称为呆小病（克汀病）。

（6）其他作用

1）对神经系统的影响：提高中枢神经系统的兴奋性。甲状腺功能亢进患者常有烦躁易怒，失眠多梦，注意力分散等表现。

2）对心血管系统的影响：使心率加快，心肌收缩能力增强，心输出量增加。同时，机体代谢增强，产热量增加，使小血管扩张，外周阻力降低，脉压增大。甲状腺功能亢进患者会出现心率加快，脉压增大。

3）对消化系统的影响：促进胃肠道的运动和消化腺的分泌，甲状腺功能亢进时，食欲旺盛。

（8）甲状腺激素分泌的调节

1）调节：甲状腺功能主要受下丘脑－垂体（腺垂体）－甲状腺轴的调节。

2）临床应用：饮食中长期缺碘→甲状腺激素合成和释放↓→对腺垂体的负反馈作用↓→促甲状腺激素分泌↑→甲状腺滤泡增生→弥漫性甲状腺肿→单纯性甲状腺肿或地方性甲状腺肿。

2. 甲状旁腺激素

（1）分泌部位：甲状旁腺主细胞。

（2）甲状旁腺激素的主要作用：①升高血钙，降低血磷。②促进维生素 D_3 的激活，促进小肠对钙的吸收，使血钙升高。

（3）甲状旁腺激素分泌调节：血钙浓度是调节甲状旁腺激素分泌的最主要因素，当血钙水平降低时，可促进甲状旁腺激素分泌增加。

【同步练习】

A1 型题

1. 对脑的发育最为重要的激素是

    A. 肾上腺素   B. 甲状腺激素

    C. 生长激素   D. 胰岛素

    E. 醛固酮

2. 婴幼儿时期甲状腺激素缺乏可引起

    A. 侏儒症   B. 呆小病

    C. 单纯性甲状腺肿   D. 肢端肥大症

    E. 黏液性水肿

3. 调节甲状旁腺激素分泌的最主要因素

    A. 肾上腺素   B. 交感神经

    C. 脂肪酸   D. 血糖浓度

    E. 血钙浓度

4. 食物中长期缺碘可引起

    A. 侏儒症   B. 呆小病

    C. 单纯性甲状腺肿   D. 肢端肥大症

E. 黏液性水肿

5. 关于对甲状腺激素作用的叙述**错误**的是
    A. 使心肌收缩能力减弱
    B. 生理剂量时可促进蛋白质合成
    C. 大剂量可促进蛋白质分解
    D. 促进骨和脑的生长发育
    E. 促进食欲

6. 甲状腺激素促进生长发育的主要部位是
    A. 骨骼和肌肉
    B. 神经系统和肌肉
    C. 内脏和骨骼
    D. 脑和骨骼
    E. 皮肤和肌肉

7. 合成甲状腺激素的原料是
    A. 碘和铁
    B. 铁和球蛋白
    C. 球蛋白和维生素 A
    D. 碘和甲状腺球蛋白
    E. 维生素 B_1 和甲状腺球蛋白

8. 人体内最大的内分泌腺体是
    A. 甲状腺
    B. 垂体
    C. 下丘脑
    D. 胰岛
    E. 性腺

9. 甲状腺激素包括
    A. T_3
    B. T_4
    C. T_3 和 T_4
    D. 促甲状腺激素
    E. 促甲状腺激素释放激素

10. 调节血钙最主要的激素
    A. 生长激素
    B. 胰岛素
    C. 肾上腺素
    D. 甲状腺激素
    E. 甲状旁腺激素

11. 成年人甲状腺激素分泌不足,会导致
    A. 侏儒症
    B. 呆小病
    C. 巨人症
    D. 肢端肥大症
    E. 黏液性水肿

A2 型题

12. 患者,女,35 岁。甲状腺手术后,出现了手足搐搦,是由于损伤了
    A. 甲状腺
    B. 胸腺

C. 甲状旁腺　　　　　　　　　　　D. 肾上腺

E. 垂体

13. 患者,女,50岁。出现畏寒、反应迟钝、胫骨前非凹陷性水肿,利尿药治疗无效,应首先考虑缺乏的激素是

A. 生长激素　　　　　　　　　　　B. 胰岛素

C. 肾上腺素　　　　　　　　　　　D. 甲状腺激素

E. 催乳素

A3/A4 型题

(14～16 题共用题干)患者,女,28岁。因心悸,怕热多汗,食欲亢进,消瘦,体重减轻就诊。考虑甲状腺功能亢进。

14. 导致该病的激素是

A. 生长激素　　　　　　　　　　　B. 甲状腺激素

C. 胰岛素　　　　　　　　　　　　D. 肾上腺素

E. 糖皮质激素

15. 甲状腺功能亢进患者出现怕热、多汗的原因是

A. 机体的代谢水平增高　　　　　　B. 中枢神经系统的兴奋性过高

C. 蛋白质分解过多　　　　　　　　D. 促进糖原分解

E. 促进神经系统发育

16. 甲状腺功能亢进患者出现烦躁不安、喜怒无常的原因是

A. 机体的代谢水平增高

B. 中枢神经系统的兴奋性过高

C. 蛋白质分解过多

D. 促进糖原分解

E. 促进神经系统发育

第四节　肾　上　腺

【知识要点】

1. 肾上腺皮质激素

(1)肾上腺皮质组织结构:外向内分为球状带、束状带、网状带。

（2）肾上腺皮质分泌激素：①球状带分泌盐皮质激素，主要是醛固酮。②束状带分泌糖皮质激素，主要是皮质醇。③网状带分泌少量性激素，以雄激素为主，也有少量雌二醇。

（3）糖皮质激素的生理作用

1）在应激反应中的作用：当机体受到伤害性刺激时，血液中促肾上腺皮质激素和糖皮质激素的浓度急剧升高，并产生一系列非特异性适应反应，称为应激反应。此反应能增强机体对有害刺激的耐受力。

2）对物质代谢的影响

糖代谢：促进糖异生，增加肝糖原的贮存；减少外周组织对葡萄糖的消耗和利用，使血糖升高。

蛋白质代谢：可促进肝外组织，特别是肌肉组织的蛋白质分解。糖皮质激素分泌过多，可出现肌肉萎缩、皮肤变薄、骨质疏松、创口愈合延迟等现象。

脂肪代谢：促进脂肪分解，肾上腺皮质功能亢进或长期使用糖皮质激素的患者，可引起躯体脂肪的异常分布，出现"向心性肥胖"。

3）对组织器官活动的影响

对血细胞的影响：红细胞、血小板、中性粒细胞增加，淋巴细胞、嗜酸性粒细胞减少。临床上可用糖皮质激素治疗再生障碍性贫血、血小板减少性紫癜、淋巴细胞白血病等。

对心血管系统的影响：通过允许作用提高儿茶酚胺的缩血管效应，有利于维持正常的动脉血压。

对消化系统的影响：增加胃酸和胃蛋白酶原的分泌。若长期大量应用糖皮质激素，可诱发或加剧消化性溃疡。

（4）糖皮质激素分泌的调节

1）调节：糖皮质激素分泌的调节主要受下丘脑－垂体（腺垂体）－肾上腺轴的调节。

2）临床应用：长期大量使用糖皮质激素的患者，可引起肾上腺皮质萎缩、功能减退。若突然停药，将出现肾上腺皮质功能不全的表现，甚至引起肾上腺危象。因此，患者在治疗过程期可间断给予促肾上腺皮质激素，以防止肾上腺皮质萎缩，或停药时逐渐减量，不能骤停。

2. 肾上腺髓质激素　肾上腺髓质主要分泌肾上腺素（epinephrine，E）和去甲肾上腺素（norepinephrine，NE）。

A1 型题

1. 当机体处于应激反应时,血中升高的激素主要是

   A. 促肾上腺皮质激素和胰岛素　　　B. 甲状旁腺素和促肾上腺皮质激素

   C. 肾上腺素和去甲肾上腺素　　　　D. 促肾上腺皮质激素和糖皮质激素

   E. 去甲肾上腺素和促肾上腺皮质激素

2. 肾上腺**不能**分泌的激素是

   A. 糖皮质激素　　　　　　　　　　B. 醛固酮

   C. 去甲肾上腺素　　　　　　　　　D. 肾上腺素

   E. 抗利尿激素

3. 分泌增多后可导致向心性肥胖的激素是

   A. 甲状腺激素　　　　　　　　　　B. 甲状旁腺激素

   C. 肾上腺素　　　　　　　　　　　D. 糖皮质激素

   E. 胰岛素

4. 应激反应的意义**不正确**的是

   A. 提高机体对有害刺激的“耐受力”　B. 促进糖皮质激素分泌

   C. 加强非特异性全身反应　　　　　D. 促进促肾上腺皮质激素分泌

   E. 降低机体对有害刺激的“耐受力”

5. 临床患者长期大量应用糖皮质激素将导致

   A. 肾上腺皮质萎缩　　　　　　　　B. 肾上腺皮质增生

   C. 肾上腺髓质萎缩　　　　　　　　D. 肾上腺髓质增生

   E. 腺垂体萎缩

6. 关于对糖皮质激素的作用叙述**错误**的是

   A. 减少外周组织对葡萄糖的消耗

   B. 促进肝外组织蛋白质合成

   C. 能增加胃酸和胃蛋白酶原的分泌

   D. 参与应激反应

   E. 红细胞增多

7. 糖皮质激素对血细胞影响**错误**的是

   A. 红细胞增多　　　　　　　　　　B. 血小板增多

   C. 中性粒细胞增多　　　　　　　　D. 嗜酸性粒细胞增多

E. 淋巴细胞减少

8. 分泌盐皮质激素的是

　　A. 肾上腺皮质球状带细胞　　　　B. 肾上腺皮质束状带细胞

　　C. 肾上腺皮质网状带细胞　　　　D. 肾上腺髓质细胞

　　E. 球旁细胞

9. 肾上腺皮质束状带细胞分泌的激素是

　　A. 肾上腺素　　　　　　　　　　B. 皮质醇

　　C. 醛固酮　　　　　　　　　　　D. 性激素

　　E. 去甲肾上腺素

A2 型题

10. 患儿，男，5岁。一周前上呼吸道感染，一周后全身皮肤出现瘀点、瘀斑，经医生检查诊断为特发性血小板减少性紫癜，治疗可使用

　　A. 甲状腺激素　　　　　　　　　B. 肾上腺素

　　C. 糖皮质激素　　　　　　　　　D. 胰岛素

　　E. 生长素

11. 某患者因肾病长期大量用糖皮质激素治疗，该患者不会因此而出现

　　A. 血糖升高　　　　　　　　　　B. 肝外蛋白质合成增加

　　C. 面部和躯干脂肪合成增加　　　D. 红细胞、血小板增多

　　E. 淋巴细胞减少

第五节　胰　　岛

【知识要点】

1. 胰岛细胞的组成　　胰岛细胞包括 A 细胞、B 细胞、D 细胞等。

2. 分泌激素　　①A 细胞分泌胰高血糖素。②B 细胞分泌胰岛素。

3. 胰岛素的生理作用　　胰岛素是体内促进合成代谢及能源物质贮存的重要激素。

（1）糖代谢：促进全身组织对葡萄糖的摄取和利用，加速糖原的合成，促使葡萄糖转变为脂肪酸；抑制糖原分解和糖异生，通过增加血糖去路、减少血糖来源实现降糖作用，是体内唯一降低血糖的激素。故胰岛素分泌减少将引起血糖升高，若超过肾糖阈，即出现糖尿。糖尿病临床表现是(三多一少)多饮、多尿、多食、体重减轻。

（2）脂肪代谢：胰岛素能促进脂肪的合成与储存，抑制脂肪的分解与利用。

（3）蛋白质代谢：胰岛素能促进蛋白质的合成，抑制蛋白质的分解，因而有利于机体的生长发育。

4. 胰岛素分泌的调节　胰岛素的分泌受血糖浓度、激素和神经的调节。血糖浓度是调节胰岛素分泌最重要的因素。

【同步练习】

A1 型题

1. 能使机体血糖降低的激素是

   A. 生长激素   B. 胰岛素

   C. 催乳素   D. 甲状旁腺激素

   E. 降钙素

2. 调节胰岛素分泌的最主要因素是

   A. 血糖浓度   B. 血中氨基酸浓度

   C. 血脂浓度   D. 胃肠激素

   E. 神经调节

3. 关于胰岛素生理作用**不正确**的是

   A. 抑制糖异生   B. 促进蛋白质合成

   C. 促进脂肪合成   D. 促进糖原合成

   E. 促进蛋白质分解

4. 分泌胰岛素的主要细胞是

   A. 胰岛 A 细胞   B. 胰岛 B 细胞

   C. 胰岛 C 细胞   D. 胰岛 D 细胞

   E. 胰岛 PP 细胞

A2 型题

5. 患者，女，45 岁。近期出现多饮、多尿、多食、体重减轻，到医院就诊，最有可能的是

   A. 胰岛素分泌不足   B. 抗利尿激素分泌不足

   C. 糖皮质激素分泌   D. 甲状腺激素分泌不足

   E. 胰高血糖素分泌不足

答案及解析

第一节 概述

1. E　　2. D　　3. D　　4. A　　5. E　　6. B　　7. C

第二节 下丘脑与垂体

1. A　　2. A　　3. D　　4. A　　5. A　　6. E　　7. C　　8. B　　9. C

10. A

9. 正确答案: C

解析:下丘脑室旁核主要分泌的激素是抗利尿激素。

10. 正确答案: A

解析:催产素使妊娠子宫强烈收缩,临床上,分娩后可适量应用催产素以减少产后出血。

第三节 甲状腺和甲状旁腺

1. B　　2. B　　3. E　　4. C　　5. A　　6. D　　7. D　　8. A　　9. C

10. E　　11. E　　12. C　　13. D　　14. B　　15. A　　16. B

12. 正确答案: C

解析:临床上进行甲状腺手术时,若不慎误将甲状旁腺摘除,可引起严重的低血钙,导致手足搐搦,严重时可因呼吸肌痉挛窒息而死。

13. 正确答案: D

解析:该患者的这种水肿是黏液性水肿,它是由于甲状腺激素分泌减少引起的。

14. 正确答案: B

解析:甲状腺分泌甲状腺激素。甲状腺功能亢进可导致该激素分泌增多,患者会出现怕热多汗、食欲亢进、消瘦、体重减轻等症状。

15. 正确答案: A

解析:甲状腺激素对能量代谢有显著的效应,它可增加组织的耗氧量和产热量,使基础代谢率(BMR)增高。因此,甲状腺功能亢进的患者,因产热量增多而怕热、多汗。

16. 正确答案: B

解析:甲状腺激素可提高中枢神经系统的兴奋性。因此,甲状腺功能亢进患者常有烦躁易怒,失眠多梦,注意力分散等中枢神经系统兴奋性增高的表现。

第四节 肾上腺

1. D　　2. E　　3. D　　4. E　　5. A　　6. B　　7. D　　8. A　　9. B

10. C　　11. B

10. 正确答案：C

解析：糖皮质激素可使血小板增加,因此,临床上可用糖皮质激素治疗血小板减少性紫癜。

11. 正确答案：B

解析：糖皮质激素可促进肝外组织,特别是肌肉组织的蛋白质分解。

第五节　胰岛

1. B　　2. A　　3. E　　4. B　　5. A

5. 正确答案：A

解析：糖尿病临床表现是(三多一少)多饮、多尿、多食、体重减轻。

(邵艳美)

第十二章 | 生 殖

【常考知识点】

本章常考的知识点：①睾丸、卵巢的功能；②雄激素、雌激素、孕激素的生理作用；③月经周期。

第一节 男 性 生 殖

【知识要点】

1. 睾丸的功能　睾丸是男性的生殖腺，具有生成精子和分泌雄激素的功能。

（1）睾丸的生精功能

1）精子生成部位：精曲小管。

2）条件：青春期开始→促性腺激素作用→精原细胞→精子。

3）时间：整个生精过程约需两个半月。

4）影响：生精细胞增殖十分活跃，但易受放射线、吸烟等理化因素的影响，导致精子活力降低、畸形率增加。

5）贮存部位：附睾、输精管。

6）数量：精子在附睾内进一步发育成熟，并获得运动能力。每毫升精液含精子3亿~5亿个，少于2 000万时，可导致男性不育。

（2）睾丸的内分泌功能

1）睾丸间质细胞分泌：雄激素，主要为睾酮。

2）雄激素生理作用：①促进男性生殖器官的生长发育，并维持正常功能及性欲。②激发与维持男性第二性征。③维持生精作用。④促进蛋白质的合成，促进骨骼生长。⑤刺激骨髓造血，促进红细胞生成。

2. 睾丸功能的调节　睾丸的生精作用和内分泌功能均受下丘脑－垂体(腺垂体)－睾丸轴的调节。

【同步练习】

A1 型题

1. 睾丸间质细胞的功能是
   - A. 分泌雄激素
   - B. 分泌抑制素
   - C. 分泌雄激素结合蛋白
   - D. 产生精子
   - E. 分泌雌二醇

2. 精子产生的部位是
   - A. 输精管
   - B. 精曲小管
   - C. 间质细胞
   - D. 精囊
   - E. 附睾

3. 关于对睾丸功能的叙述**不正确**的是
   - A. 可分泌雄激素
   - B. 具有生精作用
   - C. 间质细胞分泌雄激素
   - D. 生精功能和内分泌功能互不影响
   - E. 睾酮有维持生精的作用

4. 从精原细胞发育为精子约需
   - A. 1 天
   - B. 1 周
   - C. 1 个月
   - D. 2 个月
   - E. 2 个半月

5. 男性的生殖腺是
   - A. 睾丸
   - B. 附睾
   - C. 输精管
   - D. 精囊
   - E. 前列腺

6. 促进男性第二性征出现的激素是
   - A. 雄激素
   - B. 雌激素
   - C. 孕激素
   - D. 绒毛膜促性腺激素
   - E. 催乳素

7. 具有促进红细胞生成作用的激素是
   - A. 雌激素
   - B. 孕激素

C. 雄激素   D. 人绒毛膜促性腺激素

E. 卵泡刺激素

8. 对于雄激素作用的叙述，**不正确**的是

A. 促进男性生殖器官的发育   B. 刺激男性第二性征出现

C. 维持正常性欲   D. 抑制红细胞生成

E. 促进蛋白质的合成

9. 男性不育时，每毫升精液所含精子一般少于

A. 4亿个   B. 2亿个

C. 2 000万个   D. 20 000个

E. 2 000个

第二节　女性生殖

【知识要点】

1. 卵巢功能　女性的生殖腺是卵巢，具有生卵和内分泌的功能。

（1）生卵功能

1）卵子生成部位：卵巢内的原始卵泡发育而成。

2）条件：青春期开始→促性腺激素作用→15～20个原始卵泡→通常只有一个卵泡发育成熟并进行排卵（每月）。

3）排卵过程：成熟卵泡在黄体生成素分泌高峰的作用下，由卵巢向其表面移动，卵泡壁破裂，卵母细胞连同透明带、放射冠及卵泡液等一起脱离卵巢的过程称为排卵。

4）排卵时间：一般发生在下次月经来潮前的14d左右。

5）黄体形成：排卵后，残存的卵泡壁塌陷，残留的颗粒细胞和卵泡内膜细胞转化为黄体细胞，形成黄体。

6）黄体分类

月经黄体：若排出的卵子未受精，在排卵后9～10d黄体开始变性，此时称为月经黄体，黄体寿命平均为14d。

妊娠黄体：若卵子受精，黄体继续发育为妊娠黄体，一直维持到妊娠3～6个月左右，自动退化为白体。

（2）内分泌功能

1）卵巢主要分泌：雌激素和孕激素，还可分泌少量雄激素。雌激素由卵泡的颗粒细胞和黄体细胞分泌，以雌二醇活性最强。孕激素由黄体细胞分泌，以孕酮生物活性最强。

2）雌激素的生理作用：①促进卵泡发育及排卵。②使子宫内膜发生增生期变化；子宫颈分泌大量清亮、稀薄的黏液，有利于精子穿透及存活。③促进输卵管的运动，有利于精子和卵子的运行。④刺激阴道上皮细胞增生、角化并合成大量糖原，使阴道分泌物呈酸性，增强阴道抗菌能力。⑤激发与维持女性第二性征。⑥对代谢的影响。

3）孕激素的生理作用：①使子宫内膜进一步增生，并出现分泌期的改变。②抑制子宫收缩，以利于安胎。③促进乳腺腺泡发育，为分娩后泌乳做准备。④具有产热作用，排卵后体温可升高0.5℃左右。

2. 月经周期及形成机制

（1）月经周期

1）概念

月经：女性自青春期起，在卵巢分泌激素的影响下，子宫内膜发生周期性剥脱、出血的现象。

月经周期：以月经为特征的这种周期性变化。

2）时间：月经周期平均为28d。

3）调节：月经周期是下丘脑－垂体（腺垂体）－卵巢轴调控的结果，分为三期见表12-1。

表12-1　月经周期分期比较

分期	时间	子宫内膜	激素变化
月经期	第1～4d	血管痉挛，缺血、坏死、脱落，出血	雌激素↓、孕激素↓
增生期	第5～14d	增生修复，逐渐变厚进一步增厚	雌激素↑
分泌期	第15～28d	血管充血，腺体分泌	孕激素↑、雌激素↑

（2）月经周期形成机制

1）增生期：卵泡刺激素与黄体生成素的分泌↑→卵泡开始生长发育→分泌雌激素→子宫内膜发生增生期变化→排卵的前一日左右雌激素达到峰值→正反馈作用使促性腺激素释放激素、黄体生成素、卵泡刺激素分泌增多，尤其黄体生成素增加最为明显→排卵。

2）分泌期：在 LH 作用下→形成黄体→分泌大量雌激素和孕激素→这两种激素特别是孕激素，使子宫内膜发生分泌期变化。

3）月经期：未受孕→黄体退化萎缩→雌激素、孕激素水平急剧下降→子宫内膜脱落、出血，形成月经。

3. 妊娠与分娩　妊娠是新个体产生的过程，包括受精、着床、妊娠的维持以及胎儿分娩。

（1）受精

1）概念：精子和卵子结合形成受精卵的过程。

2）部位：输卵管壶腹部。

（2）着床

1）概念：胚泡植入子宫内膜的过程。

2）成功关键：胚泡发育与子宫内膜变化的同步。

（3）胎盘激素与妊娠的维持

1）胎盘形成前：妊娠 10 周以内，由妊娠黄体分泌雌激素和孕激素维持妊娠。

2）胎盘形成以后：妊娠黄体逐渐退化。胎盘分泌的激素主要包括人绒毛膜促性腺激素（HCG）、人绒毛膜生长激素、雌激素和孕激素等，这些激素对妊娠的维持起着关键性作用。

（4）分娩

1）概念：胎儿和胎盘通过母体子宫排出体外的过程。

2）动力：子宫节律性收缩。

【同步练习】

A1 型题

1. 女性的生殖腺是

    A. 外阴　　　　　　　　　　B. 卵巢

    C. 子宫　　　　　　　　　　D. 输卵管

    E. 阴道

2. 卵巢的功能是

    A. 胎儿娩出的通道　　　　　B. 孕育胎儿

    C. 产生月经　　　　　　　　D. 精卵结合的部位

    E. 生卵和内分泌

3. 促进女性第二性征出现的激素是

    A. 绒毛膜促性腺激素   B. 孕激素

    C. 雌激素   D. 黄体生成素

    E. 催乳素

4. 雌激素的生理功能是

    A. 使子宫肌肉松弛   B. 使子宫内膜由增生期变为分泌期

    C. 抑制输卵管的运动   D. 使排卵后体温升高 0.5℃

    E. 使阴道上皮增生、角化

5. 在月经周期形成过程中,存在正反馈作用的激素是

    A. 生长激素   B. 雌激素

    C. 催乳素   D. 雄激素

    E. 孕激素

6. 能够使排卵后基础体温升高的激素是

    A. 催乳素   B. 雌激素

    C. 雄激素   D. 催产素

    E. 孕激素

7. **不属于**孕激素生理作用的是

    A. 抑制子宫收缩   B. 抑制输卵管蠕动

    C. 使乳腺腺泡增生   D. 使子宫内膜出现分泌期变化

    E. 使排卵后体温下降 0.2～0.3℃

8. 成熟的卵泡能分泌大量的

    A. 雌激素   B. 孕激素

    C. 卵泡刺激素   D. 黄体生成素

    E. 绒毛膜促性腺激素

9. 在每个月经周期中,通常能发育成熟的卵泡数目是

    A. 1个   B. 5个

    C. 10个   D. 12个

    E. 18个

10. 由黄体分泌的激素是

    A. 雌激素   B. 孕激素

    C. 雌激素和孕激素   D. 黄体生成素

    E. 卵泡刺激素

11. 月经黄体平均寿命是

    A. 13d   B. 14d

    C. 15d   D. 16d

    E. 17d

12. 卵巢分泌的雌激素主要是

    A. 雌二醇   B. 雌三醇

    C. 孕酮   D. 雌酮

    E. 睾酮

13. 子宫内膜分泌期出现在月经周期的

    A. 1～5d   B. 6～14d

    C. 15～24d   D. 15～28d

    E. 24～28d

14. 使子宫内膜发生分泌期变化的主要激素是

    A. 孕激素   B. 雌激素

    C. 卵泡刺激素   D. 黄体生成素

    E. 生长激素

15. 子宫内膜增生期出现在月经周期的

    A. 第5～14d   B. 第15～24d

    C. 第1～4d   D. 第25～28d

    E. 第10～12d

16. 出现高峰时,可作为排卵的标志的是

    A. 催乳素   B. 卵泡刺激素

    C. 黄体生成素   D. 孕激素

    E. 人绒毛膜促性腺激素

17. 排卵前血中黄体生成素形成高峰的原因是

    A. 卵泡刺激素的促进作用

    B. 促性腺激素的作用

    C. 血中孕激素和雌激素的共同作用

    D. 少量黄体生成素本身的反馈作用

    E. 血中雌激素对腺垂体的正反馈作用

18. 雌激素的生理作用**错误**的是

    A. 促进卵泡发育,促使排卵

B. 使子宫内膜发生增生期变化

C. 促进输卵管的运动,有利于精子和卵子的运行

D. 促进第二性征的出现

E. 具有产热作用

19. 孕激素的生理作用**错误**的是

A. 具有产热作用,女性基础体温在排卵日最低,排卵后可升高 0.5℃

B. 子宫内膜呈分泌期的改变,为受精卵的生存和着床提供适宜的环境

C. 抑制子宫和输卵管运动,有利于安胎

D. 促进蛋白质合成,特别是促进生殖器官的细胞增殖与分化

E. 促进乳腺腺泡发育,为分娩后泌乳做准备

20. 对子宫内膜产生增生期作用的激素主要是

A. 促性腺激素　　　　　　　　B. 促性腺激素释放激素

C. 雌激素　　　　　　　　　　D. 孕激素和雌激素共同作用

E. 人绒毛膜促性腺激素

21. **不属于**胎盘分泌的激素是

A. 黄体生成素　　　　　　　　B. 雌激素

C. 孕激素　　　　　　　　　　D. 人绒毛膜促性腺激素

E. 人绒毛膜生长激素

22. 月经来潮的原因是

A. 血中雌激素和孕激素水平都升高

B. 血中雌激素水平降低,孕激素水平升高

C. 血中雌激素水平降低,孕激素水平不变

D. 血中雌激素水平升高,孕激素水平降低

E. 血中雌激素和孕激素水平都降低

23. 排卵的时间一般在

A. 月经周期的第 7d 左右　　　B. 月经周期的第 14d 左右

C. 月经过后 14d 左右　　　　　D. 月经来潮前 7d 左右

E. 月经来潮前 14d 左右

24. 一女性的月经周期为 30d,其排卵日期应在月经来潮的

A. 第 7d 左右　　　　　　　　B. 第 14d 左右

C. 第 16d 左右　　　　　　　　D. 第 18d 左右

E. 第 24d 左右

25. 卵巢分泌的性激素主要有
    A. 促性腺激素、雄激素、孕激素
    B. 促卵泡激素、雌激素、孕激素
    C. 雌激素、孕激素、雄激素
    D. 黄体生成素、孕激素、雌激素
    E. 催乳素、雌激素、孕激素

26. 卵子与精子会合的场所是
    A. 阴道
    B. 子宫腔
    C. 子宫颈
    D. 输卵管
    E. 卵巢

27. 排卵发生在
    A. 月经期
    B. 增生期
    C. 增生期末
    D. 分泌期
    E. 分泌期末

28. 生理状态下,能产生 HCG 的部位是
    A. 胎盘
    B. 胎膜
    C. 子宫
    D. 卵巢
    E. 脐带

29. 下列关于卵巢的生理功能及周期性变化,描述**错误**的是
    A. 卵巢的功能为产生卵子、排卵和分泌性激素
    B. 排卵发生在下次月经来潮前的 14d 左右
    C. 一般正常的黄体寿命平均为 14d
    D. 通常只有一个卵泡发育成熟并进行排卵
    E. 在卵子的发育过程中分泌雌激素、孕激素

A2 型题

30. 患者,女,25 岁。月经周期中出现宫颈黏液分泌增多,而且稀薄。引起该生理性变化的激素是
    A. 人绒毛膜促性腺激素
    B. 黄体生成素
    C. 雌激素
    D. 孕激素
    E. 雌激素和孕激素

31. 患者,女,28 岁。妊娠 2 个月,请问期间雌激素和孕激素主要来自
    A. 卵巢
    B. 胎盘
    C. 妊娠黄体
    D. 腺垂体
    E. 子宫

32. 患者,女,26岁。妊娠7个月时,雌激素和孕激素主要来自

    A. 卵巢　　　　　　　　　　B. 胎盘

    C. 妊娠黄体　　　　　　　　D. 腺垂体

    E. 子宫

33. 患者,女,29岁。平素月经规律,周期为28d,持续时间为4d,末次月经是5月7日。今天是5月14日,其子宫内膜变化处于

    A. 月经期　　　　　　　　　B. 增生期

    C. 分泌期　　　　　　　　　D. 月经前期

    E. 初潮期

A3/A4 型题

(34～35 题共用题干)患者,女,32岁。结婚2年未孕,于月经周期第22天在医院做子宫内膜病理检查,内膜表现为腺体增多弯曲,腺腔扩大出现分泌,小动脉呈螺旋状,间质疏松水肿。

34. 此子宫内膜表现应属于月经周期的

    A. 月经早期　　　　　　　　B. 月经期

    C. 增生早期　　　　　　　　D. 增生期

    E. 分泌期

35. 子宫内膜呈现该变化的原因是

    A. 雌激素分泌增多　　　　　B. 雌激素和孕激素分泌减少

    C. 雌激素和孕激素分泌增多　D. 卵泡刺激素分泌增多

    E. 黄体生成素分泌减少

答案及解析

第一节　男性生殖

1. A　　2. B　　3. D　　4. E　　5. A　　6. A　　7. C　　8. D　　9. C

第二节　女性生殖

1. B　　2. E　　3. C　　4. E　　5. B　　6. E　　7. E　　8. A　　9. A

10. C　　11. B　　12. A　　13. D　　14. A　　15. A　　16. C　　17. E　　18. E

19. D　　20. C　　21. A　　22. E　　23. E　　24. C　　25. C　　26. D　　27. C

28. A　　29. E　　30. C　　31. C　　32. B　　33. B　　34. E　　35. C

30. 正确答案:C

解析:雌激素可使子宫颈分泌大量清亮、稀薄的黏液。

31. 正确答案: C

解析: 在妊娠前 10 周内, 雌激素、孕激素的分泌来自妊娠黄体。

32. 正确答案: B

解析: 在妊娠前 10 周内, 雌激素、孕激素的分泌来自妊娠黄体。胎盘形成后, 妊娠黄体萎缩, 雌激素、孕激素主要来自胎盘。

33. 正确答案: B

解析: 此患者, 月经规律, 周期为 28d, 持续时间为 4d, 末次月经是 5 月 7 日, 所以月经期应该是 5 月 7 日到 5 月 11 日。排卵一般发生在下次月经来潮前的 14d 左右, 所以增生期是从 5 月 12 日到 5 月 21 日, 5 月 14 日处于子宫内膜变化的增生期。

34. 正确答案: E

解析: 分泌期子宫内膜进一步增生变厚, 血管扩张充血, 腺体迂曲并开始分泌含糖原的黏液。

35. 正确答案: C

解析: 排卵后, 卵巢内形成黄体, 继续分泌雌激素和大量孕激素。在这两种激素的作用下, 子宫内膜呈分泌期变化。

（邵艳美）